Krebsfrei

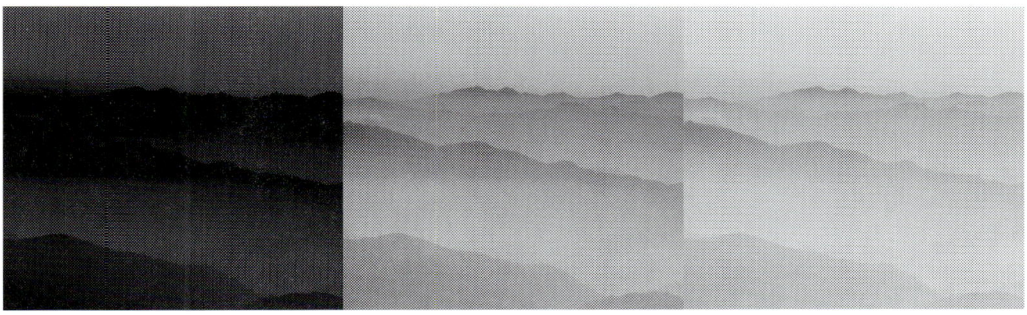

Horizonte des Heilens

Dr. med. Peter Smrž

Mit Beiträgen von
Dr. Peter Arenz und Dr. Willy Blumenschein

Holzmann
Verlag
Ulm

ISBN 3-930 881-07-1

1. Auflage 2000

Tel. 0731/21407, Fax 0731/27509
Herstellung: Printed in Hungary
Grafik: Leonie Lönquist

Inhaltsverzeichnis

Entstehung

Bevor ein Entschluß feststeht, muß man mehrmals mit dem Kopf darauf geschlagen worden sein, um zu erkennen, daß der schwierige Weg der richtige Weg ist.

Die Behandlung von Krebspatienten war für mich einesteils sowohl materiell wie auch persönlich sehr aufwendig und dennoch von geringem Erfolg gekrönt. Wie schön ist es da, eine Migräne mit Akupunktur, Reflexzonen- und Ozontherapie zum Erfolg zu führen. Meistens sind es dann persönliche Schicksale, die neue, unbequeme aber auch herausfordernde Wege zeigen.

Sowohl mein Kollege, Dr. Blumenschein, wie ich sahen uns veranlaßt, durch persönliche Schicksale, er verlor seine Frau durch Krebs, bei mir waren es die Mutter und die Schwester, die Herausforderung anzunehmen und neue Wege der Krebstherapie zu beschreiten.

Die konventionelle Medizin erstarrt im Bürokratismus, verkauft wird bei näherer Betrachtung alte Ausverkaufsware. Unbestritten die Erfolge von Operation und die notwendige und erfolgreiche Chemotherapie bei manchen Krebsarten, wie z.B. Leukämie, aber es wäre voreilig zu behaupten, wenn schon die Vorspeise gut schmeckt, muß das Hauptgericht mindestens genauso gut sein.

Um ein Buchprojekt wie dieses zu verwirklichen, muß notwendigerweise die persönliche Erfahrung mit Fakten unterlegt werden. Das Studium der Fachliteratur umfasste mehrere hundert Artikel, Zeitschriften, Referate und Bücher. Nicht alle sind im Literaturverzeichnis aufgeführt, weil sonst der Umfang des Literaturverzeichnisses grösser gewesen wäre als das Buch selbst.

Wir sind überzeugt, daß sowohl für Therapeuten wie Patienten in diesem Buch Mosaiksteinchen zu finden sind, die zu einer erfolgreicheren Krebstherapie führen. Für mich möchte ich Erfolg wie folgt definieren:

Oft und viel zu lachen, den Respekt intelligenter Menschen und die Liebe der Kinder zu gewinnen, ehrliche Kritik zu hören und den Verrat falscher Freunde auszuhalten, die Schönheit zu lieben, das Beste in anderen zu entdecken, die Welt ein wenig besser zu hinterlassen, sei es durch ein gesundes Kind, einen Garten oder eine soziale Einstellung, wissen, daß wenigstens einer leichter geatmet hat, weil man gelebt hat. Das heißt erfolgreich zu sein.

Was ist biologische Medizin?

Der Begriff der biologischen Medizin einschließlich der biologischen Therapiemethoden ist klar zu definieren. Biologisch bedeutet "naturgerecht" oder "naturgemäß", d.h. den naturgesetzlichen Grundlagen und Zusammenhängen entsprechend. (103)

Biologisch bedeutet nicht naturwissenschaftlich, da die Naturwissenschaft immer nur einen Teilaspekt des Ganzen erfassen kann, während die Natur in sich ein geschlossenes Ganzes bildet. Deswegen sind nicht nur die der Chemie und Physik eigenen Naturgesetzlichkeiten für die Medizin gültig, sondern auch die auf kosmologischen Gesetzen, auf der Gravitation, der Quantenmechanik, Atomphysik und der Meta-Physik beruhenden Tatsachen von Bedeutung. Der Mensch selbst ist ein Teil des Kosmos. Andererseits enthält er komplette Untersysteme kosmischer Natur im Sinne von mikroskopisch kleinen, mit allen Einzelheiten aufgebauten kosmischen Galaxien. (104) Ein System wie der Mensch ist also gewissermaßen der Träger fast unendlich vieler solcher größenmäßig ungeheuer verkleinerter Systeme im Sinne von Galaxien und andernteils selbst wiederum ein Teil größerer Systeme. Diese kosmischen und atomistischen Beziehungen, in welche der Mensch eingeschaltet ist, haben eine immense Bedeutung nicht nur für das biologische Gleichgewicht des Menschen, sondern auch für Pathogenese und Therapie, besonders auch für die Naturheilmittel und bezüglich der Hochpotenzwirkungen in der Homöopathie.

Die Physik unserer Tage hat sich abgewöhnt, scheinbar unumstößlichen Gesetzen absoluten Glauben zu schenken. Den größten Umsturz erlebte die Physik zu Beginn des 20. Jahrhunderts. In dieser Zeit ergaben sich neue experimentelle Ergebnisse, die mit den Prinzipien der klassischen Mechanik nicht erklärt werden konnten. Die Physiker stießen in ein neues, bis dahin noch unbekanntes Gebiet vor: in die Mikrowelt. Bis zu diesem Zeitpunkt erhielten die Grundprinzipien der Newtonschen Mechanik (z.B. Trägheitsgesetz, Kraftwirkungsgesetz, Gravitationsgesetz) immer neue Bestätigungen ihrer Gültigkeit durch die Experimente. Man glaubte, nachdem man die Gesetze für einen bestimmten Kreis von Prozessen kannte, auch alle anderen Prozesse durch diese Gesetze beschreiben und erklären zu können.

Es kam niemandem der Gedanke, daß durch eine Verringerung der Masse der Körper oder durch Erhöhung ihrer Geschwindigkeit die Newtonschen Gesetze ihre Gültigkeit verlieren könnten.

Die bedeutenden Erfolge der Physik jener Periode ließen den Gedanken gar nicht erst aufkommen, daß sich diese Gesetze eines Tages als völlig unzulänglich erweisen würden, wenn es um die Beschreibung der Mikrowelt gehen würde. Die klassischen Begriffe "Kraft" und "Beschleunigung" besitzen in der Mikrowelt keinen Sinn mehr. Die Prozesse, die die Quantenmechanik beschreibt (sie beschreibt die Bewegung der Mikroteilchen) sind Prozesse, die nicht nur unseren Sinnesorganen unzugänglich sind, sondern auch unserer Vorstellungswelt. Wir sind nicht in der Lage, sie uns in vollem Umfang vorzustellen, da sie ganz anders sind als die makroskopischen Erscheinungen, die uns im Alltag umgeben.

Aus der Schule kennen wir das Atommodell mit Neutronen, Positronen und Elektronen, der vielleicht gebildetere Akademiker kennt noch Neutrinos, Leptonen, Mesonen und Quarks. Die Physik kennt mittlerweile etwa 200!! dieser Elementarteilchen. Aber nur eine kleine Anzahl läßt sich mit den bisherigen physikalischen Gesetzen erklären. Wie phantastisch diese Mikrowelt ist, sei an einem Beispiel erläutert.

Am besten, wir stellen unser Wissen mit einfachen Fragen auf die Probe: An welchem Ort hält sich das Elektron auf?

Eine einfache Frage: Natürlich bewegt es sich auf einer Bahn um den Atomkern! Geben wir uns mit dieser Antwort zufrieden, so ist die Physik "aus dem Schneider". Aber wehe, wir fragen nach: Wo genau befindet sich das Elektron in diesem Augenblick?

Nun, wer sehen will, braucht Licht. Nicht anders ergeht es einem Physiker, der den Ort eines Elektrons ausleuchten will: Er muß einen Lichtstrahl auf das Elektron richten. Wie fein der Strahl auch sein mag, und bestünde er nur aus einem einzelnen Photon - jenen Teilchen, aus denen Licht sich "zusammensetzt" - seine Energie reicht aus, das Elektron "herumzustoßen".

Der Lichtstoß verändert die Geschwindigkeit des Elektrons. Damit stehen wir vor einem Dilemma: Wer "sehen" will, wo das Elektron "ist", verändert seine Geschwindigkeit - wer die Geschwindigkeit mit Lichtstrahlen messen will, verändert seinen Ort. Niemals werden wir Ort und Geschwindigkeit eines Elektrons mit beliebiger Genauigkeit messen können. Alles, was uns gelingt, ist, Ort und Geschwindigkeit mit einer gewissen "Unschärfe" festzustellen. Das erkannte der Physiker Werner Heisenberg. Seine "Unschärferelation" legt unserer Erkenntnisfähigkeit ewige Ketten an. (105)

Raum, Zeit und Materie als scheinbare Absoluta müssen nun relativiert werden, sie gehen ineinander über wie erst der Mensch aus der Ganzheit Leib, Seele und Geist vollkommen ist.

Materie ist Träger von Raum und Zeit. Nur weil es Materie gibt, gibt es Raum, gibt es Zeit. Raum und Zeit gibt es nicht unabhängig von Materie, sondern nur in Abhängigkeit von ihr. Was sich uns als feste Materie präsentiert, ist nichts anderes als ein Gewimmel von ungeheuer vielen kleinsten Teilchen, die mit großer Geschwindigkeit durcheinander wirbeln und zwischen denen viel "leerer Raum" ist. Würde man die Elementarteilchen eines Bleiwürfels von 1 m (!) Kantenlänge sozusagen auf einen Haufen legen, hätte dieser Haufen die Größe eines Stecknadelkopfes.

Hier stehen wir vor der Grenze unserer Erkenntnis. Die letzten Bausteine der Materie, die Elementarteilchen, sind aber selbst nichts Materielles, nichts Gegenständliches. Jede substanzhafte Vorstellung, die wir uns von ihnen machen, ist in sich falsch. Materie erweist sich nur als eine Erscheinungsform von Energie. Doch was ist Energie?
Materie ist nicht, Materie ereignet sich!

Will man sich durchaus die Elementarteilchen vorstellen, so mag man sie sich etwa als Energieballungen in einem Schwingungsfeld (Kraftfeld) denken, die sich mit großer Geschwindigkeit fortpflanzen, sich um andere, entgegengesetzt geladene Energieballungen (die Kerne) bewegen und so Atome manifestieren, die sich zu Molekülen vereinigen, aus denen sich schließlich die verschiedenen Arten von Materie zusammensetzen.

Das Schwingungsfeld mit all seinen Manifestierungen von Elementarteilchen ist uns gesetzt - wir wissen jedoch nicht, warum es ist, nicht, warum es so ist; hier ist nun die Grenze des Erkennens selbst, über die wir ebensowenig hinwegkommen, wie über die Grenzen von Raum und Zeit - und aus diesem Gesetztsein stammt die Gesetzlichkeit, die wir beobachten, statistisch erfassen und mathematisch beschreiben." (109)

Die Summe aller dieser, in einer fast unvorstellbaren Ordnung gekoppelten und durch Kraftfelder charakterisierten Untersysteme und der atomaren, molekularen Bausteine des Menschen stellt das dar, was wir als Fließsystem bezeichnen. Jedes lebende Wesen im Bereiche der Botanik und Zoologie, jeder Baum, jeder Grashalm, jeder Wurm, jedes Insekt, jedes Säugetier und letztlich der Mensch ist ein solches Fließsystem, das sich im Fließgleichgewicht befindet und dieses Fließgleichgewicht unter allen Umständen aufrecht zu erhalten trachtet. (107)

Das Fließsystem ist, wie schon sein Name sagt, in stetigem Fluß begriffen. Dabei laufen chemische Reaktionen ab, oder anders ausgedrückt: alle Lebensäußerungen dieses Fließsystems sind durch solche chemische Reaktionen gekennzeichnet und bedingt.

Chemische Reaktionen, Umsetzungen der verschiedensten Art, Elektronenwanderungen usw. laufen auch sonst ununterbrochen im kosmischen wie im molekularen Gefüge unlebendiger Systeme ab, ohne daß es sich dabei um einen Ausdruck von Lebensreaktionen handeln müßte. Bei biologischen Reaktionsabläufen ist die Mitwirkung von Steuerungsmechanismen unerläßlich, letztere sind für die Aufrechterhaltung des Fließgleichgewichts verantwortlich.

Aber das kybernetische Steuerungsprinzip wird ebenfalls technisch, also unlebendig, in der Automation, der Komputertechnik u.a. verwendet, ist andernteils ebenso aber als vegetatives System ein integrierender Bestandteil des Bios, des lebenden Systems in allen seinen mehr oder weniger komplizierten Ausdrucksformen.

Zu der grundlegenden Definition und Analyse des Begriffes "biologisch" gehört weiterhin die überragende Bedeutung des "Zweckmäßigkeitsprinzipes, nach welchem das kybernetische vegetative Steuerungssystem arbeitet. Durch die kybernetischen Signale des Steuerungssystems wird das aus zahlreichen mikroskopischen Untersystemen (Zellen und Zellverbände) bestehende Gesamtsystem des Organismus geformt und zusammengehalten. In diesem vegetativen Steuerungssystem sind, wie erwähnt, auch jene Nervenzentralen verankert, welche die neurale Steuerung des Fließgleichgewichts garantieren.

Durch die Existenz des Zweckmäßigkeitsprinzipes aller Lebensreaktionen ist das Lebenssystem den technischen Systemen weit überlegen. Der Organismus vermag sich selbst weitgehendst zu reparieren, der Computer bleibt defekt ohne von außen kommende Hilfe.

Alle Lebensreaktionen verlaufen über chemisch definierte und analysierbare Verbindungen und Reaktionen. Daraus ergibt sich die biologische Bedeutung toxischer Wirkstoffe für das Fließgleichgewicht. Jede durch toxische Faktoren bedingte Störung ist als Krankkeit zu werten. Krankheit stellt also den Reaktionsmechanismus der Giftabwehr dar. Somit ist Krankheit der Ausdruck der biologisch notwendigen Giftabwehr im Fließsystem Mensch. Es gibt verschiedene Möglichkeiten, in dieses Fließsystem therapeutisch einzugreifen. Bei Fehlen eines bestimmten Stoffes, z.B. Vitamin C, kommt es zu Skorbut. In der Therapie würde Vitamin C zugeführt werden, d.h. es findet eine Substitution statt, was im biologischen Sinne auch zweckmäßig wäre. Eine zweite Möglichkeit, in das Fließsystem einzugreifen, ist die Suppression. Schlaflosigkeit z.B. wird mit einer chemischen Substanz behandelt, die zwar einen schlafähnlichen Zustand erzeugt, die Frage nach der Ursache, warum die Schlaflosigkeit sich manifestiert hat, bleibt unbe-antwortet und unbehandelt. Es erübrigt sich, näher darauf einzugehen, daß dieser chemisch ausgelöste Schlaf nichts mit dem natürlichen zu tun hat.

Die im natürlichen Schlaf nachzuweisenden rapid eyemovements, die als Nachweis für die Erholsamkeit des Schlafes dienen, fehlen beim chemisch ausgelösten Schlaf.

Die dritte Möglichkeit, in die Kybernetik des Fließsystems einzugreifen, ist die Stimulation. Mit kleinsten homöopathischen Dosen werden Reize gesetzt, um die Selbstreparation des Organismus anzuregen. Mit herkömmlichen Nachweismethoden, wie z.B. durch einfache Blutuntersuchungen, lassen sich diese homöopathischen Dosen nicht nachweisen. Das läßt aber noch nicht, wie fälschlicherweise gedacht wird, den Schluß zu, daß die Wirkung ein reiner Placebo-Effekt sei! Schon 1925 veröffentlichte Junker (106) folgende interessante Tatsache:

"Wenn man einen Stoff (Atropin, Coffein, Apfelsinensaft, Zitronensaft) immer weiter verdünnt - als Potenzen von 10, also $1:10^{1}$, $1:10^{2}$, $1:10^{3}$ usw. bis $1:10^{27}$ und in diesen so erhaltenen Lösungen Bakterien züchtet und ihre Vermehrung genau kontrolliert, kommt man nicht, wie a priori zu erwarten wäre, bei einer bestimmten Verdünnung an eine Grenze der Wirksamkeit dieses Stoffes, sondern es tritt in gewissen Konzentrationen (z.B. um $1:10^{2}$ bis $1:10^{16}$ und um $1:10^{24}$ bis $1:10^{26}$) eine Vermehrungshemmung gegenüber den Kontrollen, in den dazwischenliegenden Verdünnungen dagegen eine stärkere Vermehrung auf. Wenn man die Befunde graphisch darstellt, erhält man als eine Kurve, die nicht etwa in einer bestimmten Weise bis zu einem Indifferenzpunkt absinkt oder ansteigt, sondern es resultiert ein Kurvenbild, das in seinem ganzen Verlaufe abwechselnd, und zwar an bestimmten Stellen Minima und Maxima aufweist. Diese Schwankungen im Verlaufe einer Verdünnungsreihe waren nun merkwürdigerweise für alle untersuchten Stoffe gleichartig und gleichsinnig, so daß gesagt werden konnte, diese Stoffe üben in großen Verdünnungen alle eine gleiche, unspezifische Wirkung auf die Vermehrung der Paramäzien aus. - Als eine Folge der Massenwirkung kann man diese Erscheinungen nicht auffassen, da nach den heute herrschenden physikalischen und chemischen Vorstellungen etwa von der molaren Verdünnung $1:10^{23}$ an keine oder nur noch verschwindend wenige Moleküle der Ausgangssubstanz in den Lösungen vorhanden sein können."

1974 gelang es, einen Photomultiplier zu konstruieren, der in der Lage war, Photonen in elektrische Impulse umzuwandeln. Das klingt nicht weltbewegend, jedoch besitzt dieses Gerät solch eine enorme Empfindlichkeit, daß es noch Licht von der Intensität eines Glühwürmchens in 10 Kilometern Entfernung registriert.

Von so subtiler Technik konnte der russische Biophysiker Alexander Gurwitsch nur träumen, als er Anfang der zwanziger Jahre durch ein recht simples Experiment eine erstaunliche Entdeckung machte. Zwei nahe zusammengebrachte Zwiebelkeimlinge schienen sich gegenseitig positiv im Wachstum zu beeinflussen. Trennte man beide durch eine Glasscheibe voneinander, so war nichts Derartiges mehr festzustellen. Als aber die Glas- durch eine Quarzglasscheibe ersetzt wurde, stellte sich der ursprüngliche Effekt wieder ein.

Schon Gurwitsch wußte, daß Quarzglas im Gegensatz zu einfachem Glas durchlässig für ultraviolette Strahlen ist. Es lag nahe, anzunehmen, daß die Zwiebelkeimlinge UV-Strahlen emittieren. Was er beobachtete, nannte er "mitogenetische Strahlen" (von Mitoserate = Zellteilungsrate). Die Veröffentlichung dieser Ergebnisse brachte ihm jedoch nicht Ruhm und Ehre, sondern Spott und Zweifel an seiner Seriosität. Er scheiterte damals an der technischen Unzulänglichkeit, die alle Versuche, die Strahlung nachzuweisen, erfolglos machte. Erst 1975, als man Kartoffelkeime in die Meßkammer des empfindlichen Geräts brachte, konnten erstmals Meßergebnisse erzielt werden, die den unwiderlegbaren Beweis für die Existenz einer ultraschwachen Photonenemission aus Zellen lieferten. Die Keime strahlten mit einer Intensität von etwa 100 Biophotonen pro Sekunde.

Die bis heute vorliegenden Ergebnisse besagen in aller Kürze folgendes:

1. Dieses Licht kommt aus allen Zellen. Nicht nur pflanzliche Zellen emittieren dieses Licht, sondern auch tierische (bis auf wenige Ausnahmen bei niederentwickelten Lebewesen) und ebenso menschliche Zellen.

2. Dieses Licht hat eine sehr niedrige Intensität, sie liegt bei etwa 100 Photonen pro Sekunde und Quadratzentimeter, d.h. also an der untersten Grenze der Nachweisbarkeit mit den zur Verfügung stehenden Meßgeräten. Es hat eine ganz charakteristische spektrale Verteilung, die für die Analyse dieses Lichtes von ausschlaggebender Bedeutung ist.

3. Das Licht aus lebenden Zellen ist beeinflußbar durch alle nur denkbaren Agenzien, angefangen bei Giften, Zellgiften, den verschiedensten Chemikalien, bis hin zu Arzneimitteln. Bemerkenswert ist, daß auch biologische Arzneimittel, an deren Wirksamkeit die klassische Medizin oft Zweifel vorträgt, die Photonenemission verändern. Die Effekte bei Zugabe homöopathischer Arzneimittel sind bisher jedoch nur in Einzelfällen reproduzierbar und haben noch keine allgemeine Gültigkeit. Das Licht ist sehr stark abhängig auch von magnetischen oder elektrischen Einflüssen, wie Dr. Popps Berechnungen und Untersuchungen ergaben.

4. Weiter erwies es sich, daß dieses Licht in Zusammenhang zu bringen ist mit dem Zellwachstum. Je schneller ein Verband wächst, um so mehr Licht strahlt er ab - ein Zusammenhang, der gleichzeitig auch mit der Beobachtung, daß das Licht auch mit dem Zelltod korrelierbar ist, zur Schlußfolgerung führte, daß das Zellwachstum - die Zahl der Zellen in einem Verband - von diesem Licht reguliert wird. Das heißt also, ein Verband weiß mittels dieses Lichtes in jedem Moment, wie groß seine Zellzahl ist, wieviele Zellen er im Fall eines Zelltodes nachliefern muß, bzw. wann ein Zellzahlüberschuß entstanden ist. Auf die Wichtigkeit dieser Beobachtung wird noch einzugehen sein. (108)

5. Der Ort, an dem das Licht gespeichert wird, ist das DNS. Erst wenn man die Erkenntnis zugrunde legt, daß Informationsübertragung im Organismus durch Photonen mit Lichtgeschwindigkeit geschieht, wird verständlich, daß auch nichtmaterielle Substanzen, wie z.B. Homöopathika, eine Reaktion nach sich ziehen.Es gibt eine biochemische Interpretation verschiedener Hormone, die das Wachstum steuern. Nun läßt sich aber leicht errechnen, daß diese biochemische Informationsübertragung überhaupt nicht ausreichen könnte, um die Schnelligkeit, mit der das Zellwachstum gesteuert werden muß, zu erklären. Die Photonen deuten das in sehr einfacher und überzeugender Weise. Pro Sekunde sterben etwa 107 das sind 10 Millionen) Zellen im menschlichen Körper ab. Sie müssen - zumindest im zeitlichen Mittel - nachgeliefert werden, sonst würde der Mensch entweder schrumpfen oder ins Uferlose wachsen. Diese Information, wann und wo Zellen "nachgeliefert" werden müssen, geschieht in so kurzer Zeit, daß nur der Anregungs- und Steuerungsmechanismus über das Licht den Vorgang erklärt.

Ein weiterer hochinteressanter Effekt ist folgender: Gibt man zu etwa 20 Keimen ein tödliches Gift, so stellt man fest, daß nun dieser Verband nicht Keim für Keim oder Zelle für Zelle abstirbt, sondern überraschend ist, daß etwa nach 7 - 8 Stunden alle 20 Keime, die in der Probe versammelt waren, gleichzeitig absterben. Im Tod geben die Zellen ihr Licht geradezu explosionsartig ab, und das ist natürlich gut zu messen. Es scheint so zu sein, als würden sich die Keime gegenseitig stützen, daß sie genau wissen, wann welcher Verband noch lebt und nach etwa 8 Stunden dem Gift nicht mehr standhalten können und schlagartig absterben. Das deutet darauf hin, daß die Keime über Strahlung miteinander reden.

Erst aufgrund dieser Erkenntnisse wird deutlich, daß die pharmatokinetische Spur des naturgerechten Arzneimittels nicht aus veränderten Mechanismen, sondern nur aus der regulierenden Wirkung am Kranken selbst zu erkennen ist.

Wenn von zwei durch eine Glasscheibe voneinander getrennten Zellkulturen eine mit einem Virus infiziert wird, bleibt die andere wegen der trennenden Scheibe gesund. Ersetzt man das Glas jedoch durch Quarzglas, so erkrankt auch die nicht infizierte. Sie steckt sich an, und zwar durch Informationsübertragung über ultraviolettes Licht. Quarzglas läßt UV-Strahlung durch. Glas nicht.

Jede biologisch zweckmäßige Reaktion wird im Organismus eine heilsame Gegenreaktion auslösen, und zwar nach dem Grundgesetz, wie es Arndt-Schulz schon formuliert hat:

* Schwache Reize fördern die Lebensfähigkeit
* Mittlere Reize stimulieren die Lebensfähigkeit
* Starke Reize blockieren die Lebensfähigkeit und
* Sehr starke Reize bringen die Lebensfähigkeit zum Erliegen.

Erst im Licht der neuen Wissenschaft findet die biologische Medizin ihre Erklärung durch die Wissenschaft. Wie unverständlich mußte vor fast 200 Jahren die damals noch völlig unzulängliche Biochemie und Biologie auf die Entdeckung der Homöopathie durch Dr. Hahnemann reagiert haben. Nur um sich der Tragweite dieser Entdeckung und der ungeheuren Provokation bewußt zu werden, die in der Homöopathie enthalten lag, sei folgendes Beispiel angeführt: Wenn man einen Liter einer Substanz in einen See von einer Milliarde Liter Wasser schüttet, was einem See von 1 Quadratkilometer Fläche und 1 Meter Tiefe entspricht, dieses umrührt und in Fläschchen abfüllt, erhält man ein hochwirksames Medikament, das der Verdünnung 10^9 entspricht.

Hahnemann verarbeitete noch viel höhere Potenzen und das zu einer Zeit, als Molekularbiologie und Atomphysik auf ihre Entdeckung warteten. Zu dieser Zeit erfand Edmund Cartwright gerade den ersten mechanischen Webstuhl. (110)

Nur aufgrund überzeugender Heilwirkung konnte diese ganzheitliche Therapie ihre Gütigkeit bis in unsere Tage bewahren.

Man darf wohl behaupten, daß ein guter Arzt mehr als nur rationalwissenschaftliche Qualifikation mitbringen muß. Er bedarf vielmehr auch der intuitiven Fähigkeiten.

Die rein rationalen Fähigkeiten würden sich ohne weiteres von einem Computer fehlerfrei übernehmen lassen, aber daß dies allein nicht auszureichen scheint, zeigt uns, gemessen am Kostenaufwand, die geringe Effizienz unserer Medizinversorgung.

Denn die Aufgabe des Arztes ist es nicht, nur gemäß den Labordaten eine Krankheit zu behandeln, sondern es gehört dazu, daß der Patient als Gesamtes gesehen wird. Es ist nicht nur die Leber von Zimmer 210, sondern es ist ein Mensch mit Sorgen und Ängsten. Das ist analytisch nicht faßbar. Hier fängt die Intuition an. Wissenschaft kann man erlernen, sogar Minderbegabte können das. Aber die Intuition ist ein Geschenk des Himmels.

Waren es früher die Mütter, vornehmlich die Großmütter, die aufgrund ihrer längeren Erfahrung beim Heilen halfen (Helfen und Heilen sind Wortgeschwister), so steht bei den heutigen Naturvölkern die Heilkunst in relativ großer Blüte, und man muß ihr auch wissenschaftlich deutliche Erfolge zu sprechen.

Nun, was die chinesische, die indische und die Heilkunst der Naturvölker vor der unsrigen auszeichnet, ist ihr stets auf die Ganzheit des leidenden Menschen gerichteter Blick.

Sie mobilisieren den ganzen Menschen gegen seine partielle Erkrankung. Im Einklang mit den Gesetzen der Natur werden die Selbstheilungskräfte stimuliert.

Die moderne Medizin hat durchaus Erfolge aufzuweisen, aber noch lange nicht das Recht, die Schätze der Erfahrung über Bord zu werfen, was einer selbstherrlichen Überschätzung entspringt. Die heutigen Erzeugnisse der pharmazeutischen Industrie sind tatsächlich bis auf wenige Ausnahmen ausschließlich symptomatische Unterdrückungsmittel: Leidet der Patient an Verstopfung, bekommt er ein Abführmittel verordnet, welches zwar einen Durchfall verursacht, aber sein Grundleiden weiterhin bestehen läßt.

Von der pharmazeutischen Industrie dürfen wir nicht allzuviel Mitgefühl verlangen, diese beschränkt sich mehr auf die raffinierte Reklame, mit der wir ständig überschüttet werden. Jede Industrie versucht ihre Produkte in möglichst großer Menge abzusetzen und sie so teuer wie möglich zu verkaufen, wobei sich der Hersteller kaum darum kümmert, ob sein Produkt nötig, nützlich oder schädlich ist. Aber gerade in der pharmazeutischen Industrie sollte der wirtschaftliche Aspekt nicht der allein ausschlaggebende sein.

Wie aber erwarben die Heilkundigen ihre bedeutenden Arzneikenntnisse? Ich glaube, wir müssen uns freimachen von der Vorstellung, sie hätten jahrtausendelang ausschlieflßich alle erreichbaren Blätter, Früchte und Wurzeln, Tausende von Pflanzenarten systematisch durchprobiert, um ihre spezifische Wirkung herauszufinden.

Ein intensiv beobachtetes Tierverhalten beweist, daß unsere tierischen Mitgeschöpfe auf eine für uns rätselhafte instinktive Art und Weise "wissen", was ihnen zu helfen vermag, wobei sogar die Prophylaxe eine wichtige Rolle spielt. Sie wissen ja auch, welche Pflanzen sie zu meiden haben, wo und zu welcher Jahreszeit sie bestimmte Früchte antreffen.

Ist es nun sonderlich verwegen, aus tierischem Verhalten zu schließen, daß auch unsere Vorläufer einst über gleiche Vorkenntnisse verfügt und diese bis in unsere Entwicklung hinein bewahrt haben?

Je weiter diese spezifisch menschliche Entwicklung vorankam, umso mehr verdrängte der immer wichtiger werdende Intellekt diesen unsprünglichen Instinkt - den sechsten Sinn.

Früher war es ausgesprochene Lehrmeinung, daß beide Hirnhemisphären nahezu gleich in ihrer Funktion wären. Roger Sperry machte die Entdeckung, daß beide Gehirnhälften völlig unterschiedliche Aufgaben erfüllen, dies brachte ihm 1981 den Nobelpreis.

Die linke Gehirnhälfte ist für das lineare Denken verantwortlich, die rechte Seite mehr für das laterale Denken. Das lineare Denken der linken Hemisphäre beinhaltet das streng logische und rationale Denken. Hier wird ein Fuß vor den anderen gesetzt, alles geht nach Ursache und Wirkung und erlaubt keine Abweichungen von dieser geradlinigen Denkstruktur. "Linksseitiges " Denken ist das streng wissenschaftliche, es ist der Charakterzug unserer Zeit, und alles, was dieser Denkweise nicht zugänglich ist, wird ignoriert oder gar diffamiert. Unsere westliche Erziehung und Bildung ist darauf abgestellt, die linke Gehirnhälfte auszubilden.

Die rechte Gehirnhälfte dagegen arbeitet nicht so genau, ihre Denkweise ist breitgestreuter und trägt auch viele unterschiedliche, oft auch scheinbar gegensätzliche Hypothesen und Meinungen in sich. Die Folge ist, daß es für diese Seite wesentlich einfacher ist, Verbindungen herzustellen für Dinge, die der linken Seite ein rätselhaftes Puzzle bleiben, da sie sich momentan nicht rational verknüpfen lassen.

Die linke Seite, das rationale und objektive Denken, schreitet streng nach den Regeln der klassischen Logik voran und arbeitet auf der Ebene des Rationalen sehr zuverlässig. Aber sie ist nicht in der Lage, absolut neue Dinge zu schaffen oder gänzlich neue Höhen und Stufen unseres Denkens zu erreichen.

Hingegen schafft die rechte Seite, das mehr intuitive und subjektive Denken, völlig neue Gedankenformen und Kompositionen. Sie unterliegt keinen rationellen Schranken, deshalb ist es innerhalb ihres Bereichs möglich, absolut neue Stufen der Erkenntnis zu erlangen.

Unsere westlichen Denkstrukturen stützen sich in der Hauptsache auf das linksseitige Denken, die der Asiaten auf das rechtsseitige. Es war ein großer Fehler, daß bei uns das linkshemisphäre Denken so überbewertet und das der anderen Hälfte völlig ignoriert wurde.

Aber wie es scheint, wird auch bei uns mehr und mehr erkannt, daß die Notwendigkeit besteht, ein wohl ausgewogenes Gleichgewicht zwischen beiden Gehirnhälften zu besitzen.

Ganzheitliche Medizin erfordert den ausgewogenen Einsatz beider Hemisphären. Die überproportionale Anwendung der linken Seite zeigt uns ihre Auswirkungen in der Medizin überdeutlich. Trotz enormer finanzieller und intellektueller Anstrengung sind die Geiseln der Menschheit - Krebs, Rheuma usw.- nicht geringer geworden.

Die naturwissenschaftlich, sprich linksseitig orientierte Medizin will für jede Störung ein Medikament, für jedes Organ das passende Ersatzteil schaffen, als seien Krankheiten technische Pannen und der Mensch eine Maschine. So werden aus Ärzten Organtechniker und Krankenhäuser werden zu Gesundheitswerkstätten.

Doch die Annahme, Krankheiten ließen sich nach dem Prinzip von Ursache und Wirkung erforschen und behandeln, hat sich mittlerweile als falsch erwiesen. Medizin läßt sich nicht wie Chemie oder Physik betreiben.

Die Phänomene Krankheit und Gesundheit sind zu komplex, als daß sie allein mit naturwissenschaftlichen Methoden erklärt und bewältigt werden können. Am Ende kämpft die Medizin nicht mit, sondern gegen die Natur.

Biologisch-ganzheitliches Denken und Handeln bleibt nicht nur auf den Arzt bezogen. Alle, die Verantwortung tragen - Politiker, Wissenschaftler, Lehrer als Teile des BIO-LOGOS, sind verpflichtet, so zu handeln, daß unser Tun nicht Zerstörung, sondern Harmonie schafft. Gesundheit für den Menschen ist auch unsere Umwelt, in der wir leben. Zerstören wir sie, zerstören wir auch uns.

Ein Mensch, der in beeindruckender Weise dieses ganzheitliche Denken demonstriert hat, war SEATTLE, der Häuptling der Duwanish-Indianer. Vor 126 Jahren wollte Amerikas Präsident Franklin Pierce das Land der Duwanish-Indianer kaufen. Ihr Häuptling Seattle konnte es nicht verhindern. Bevor er seine endgültige Entscheidung traf, wandte er sich noch einmal an den "Großen Häuptling in Washington". Sein ganzheitliches

Denken ist denen verlorengegangen, die unsere Existenzfragen, mit deren Lösung unser Leben steht oder fällt, entscheiden.

Hier seine Rede:

"Der große Häuptling in Washington sendet Nachricht, daß er unser Land zu kaufen wünscht. Der grofle Häuptling sendet uns auch Worte der Freundschaft und des guten Willens. Das ist freundlich von ihm, denn wir wissen, er bedarf unserer Freundschaft nicht. Denn sein Volk ist zahlreich, wie das Gras, das die weite Prärie bedeckt. Mein Volk aber gleicht den vereinzelten Blumen auf der Ebene, über die der Sturm tobt.

Wir werden das Angebot bedenken und unsere Entscheidung treffen. Was Häuptling Seattle sagt, darauf kann sich der große Häuptling in Washington verlassen, so sicher, wie sich unser weißer Bruder auf die Wiederkehr der Jahreszeiten verlassen kann. Meine Worte sind wie die Sterne: Sie gehen nie unter.

Aber wie kann man den Himmel kaufen oder verkaufen - oder die Wärme der Erde? Diese Vorstellung ist uns fremd. Wenn wir die Frische der Luft und das Glitzern des Wassers nicht besitzen - wie könnt Ihr sie von uns kaufen?

Jeder Teil dieser Erde ist meinem Volk heilig, jede glitzernde Tannennadel, jeder sandige Strand, jeder Nebel in den dunklen Wäldern. Wir sind ein Teil der Erde, und sie ist ein Teil von uns. Die duftenden Blumen sind unsere Schwestern, die Rehe, das Pferd, der große Adler - sie sind unsere Brüder.

Wir wissen, daß der weiße Mann unsere Art nicht versteht. Ein Teil des Landes ist ihm gleich jedem anderen, denn er ist ein Fremder, der kommt in der Nacht und nimmt von der Erde, was immer er braucht. Die Erde ist sein Bruder nicht, sondern Feind und wenn er sie erobert hat, schreitet er weiter. Er läßt die Gräber seiner Väter zurück und kümmert sich nicht. Er stiehlt die Erde von seinen Kindern und kümmert sich nicht. Er behandelt seine Mutter, die Erde und seinen Bruder, den Himmel, wie Dinge zum Kaufen und Plündern, zum Verkaufen wie Schafe oder Perlen. Sein Hunger wird die Erde verschlingen und nichts zurücklassen als die Wüste. Das Ansinnen, unser Land zu kaufen, werden wir bedenken, und wenn wir uns entschließen, anzunehmen, dann so nur unter einer Bedingung: Der weiße Mann muß die Tiere des Landes behandeln wie seine Brüder.

Was ist der Mensch ohne die Tiere. Wären alle Tiere fort, so stürbe der Mensch an großer Einsamkeit des Geistes. Was immer den Tieren geschieht - geschieht auch bald dem Menschen. Könnt Ihr die Büffel zurückkaufen, wenn der letzte getötet ist?

Lehrt Eure Kinder, was wir unsere Kinder lehrten: Die Erde ist unsere Mutter. Was die Erde befällt, befällt auch die Söhne der Erde. Wenn Menschen auf die Erde spucken, bespeien sie sich selbst. Denn das wissen wir: Die Erde gehört nicht den Menschen, der Mensch gehört zur Erde. Alles ist miteinander verbunden, wie das Blut, das eine Familie eint. Die Erde zu verletzen heißt, ihren Schöpfer zu verachten.

Wenn die Büffel alle geschlachtet sind, die wilden Pferde gezähmt, die heimlichen Winkel des Waldes schwer vom Geruch vieler Menschen und der Anblick reifer Hügel geschändet von redenden Drähten - wo ist dann das Dickicht? Fort! Wo der Adler? Fort!

Und was bedeutet es, Lebewohl zu sagen dem schnellen Pony und der Jagd?

Das Ende des Lebens - und der Beginn des Überlebens.

Wir werden Euer Angebot überdenken. Wenn wir zustimmen, so nur, um das Reservat zu sichern, das Ihr versprochen habt. Dort vielleicht können wir unsere Tage auf unsere Weise verbringen. Denn vor allem schätzen wir das Recht eines jeden Menschen, so zu leben, wie er es selbst wünscht - gleich wie verschieden von seinen Brüdern er ist.

Wenn der letzte rote Mann von dieser Erde gewichen ist und sein Gedächtnis nur noch der Schatten einer Wolke über der Prärie, wird immer noch der Geist meiner Väter an diesen Ufern und in diesen Wäldern lebendig sein. Denn sie liebten diese Erde wie das Neugeborene den Herzschlag seiner Mutter.

Wenn wir Euch unser Land verkaufen, liebt es, so wie wir es liebten, kümmert Euch, so wie wir uns kümmerten, behaltet die Erinnerung an das Land so, wie es ist, wenn Ihr es nehmt. Und mit all Eurer Stärke, Eurem Geist, Eurem Herzen erhaltet es für Eure Kinder und liebt es - so wie Gott uns alle liebt.

Denn eines wissen wir: Unser Gott ist derselbe Gott. Diese Erde ist ihm heilig. Selbst der weiße Mann kann dieser gemeinsamen Bestimmung nicht entgehen. Vielleicht sind wir ja doch alle - Brüder. Wir werden sehen."

Bestandsaufnahme

Seit Ende der vierziger Jahre, als die ersten Chemotherapeutika, wie N-Lost, Bayer E 39, Treminon und andere zur Behandlung des Krebses eingeführt wurden, hat sich an dieser Ausrottungsstrategie bis heute wenig geändert. Nüchtern betrachtet kann man kaum leugnen, daß die etablierte Krebsforschung und Krebstherapie seit Jahrzehnten trotz Milliardenaufwand in einer Sackgasse stecken; Krebs wird bald Todesursache Nr.1 sein. Trotzdem werden wesentliche alternative Richtungen und Innovationen weder gefördert noch ernsthaft auf Wirkungen geprüft. Sie werden eher gezielt unterdrückt.

Es hat sich eine Maschinerie entwickelt, der nur sehr schwer ins Räderwerk zu greifen ist, da wäre zum einen der medizinische Klüngel mit seinen verständlichen Finanzinteressen, auf der anderen Seite die etablierte Forschung mit ihren Geld verschlingenden Programmen, die von der Öffentlichen Hand immer neu gefüttert werden müssen. Und nicht zuletzt die gläubigen Patienten, die einfach glauben müssen, daß bei dieser Menge an Kapital doch letztendlich auch etwas dabei herauskommen sollte.

Es geht nicht darum, die konventionelle Krebstherapie gegen die alternative Krebstherapie auszutauschen, sondern darum, die konventionelle Krebstherapie um die alternative Krebstherapie zu bereichern. Denn bei nüchterner Betrachtung sind eben gerade bei der konventionellen Krebstherapie die Erfolge, vor allem was die epithelialen Tumore betrifft, mehr als bescheiden.

Kurz vor der Eröffnung des 24. Deutschen Krebskonkresses in Berlin, stellte der Präsident der Deutschen Krebsgesellschaft Lothar Weißbach in einem Gespräch mit dem Spiegel ein Armutszeugnis der Tumorbekämpfung in der Bundesrepublik aus.

Wie er sagte, werde spätestens in zehn Jahren der Krebs die häufigste Todesursache sein und wir sind darauf keineswegs vorbereitet. Untersuchungen zur Krebsvorsorge sind nicht auf dem neuesten Stand, die Tumorzentren haben sich überlebt, und sind unflexible Apparate ohne Zukunft. Er warf den Zentren vor, daß sie sich zu sehr den Nebenaufgaben, wie etwa der Festlegung von Behandlungsleitlinien oder dem Führen eines Krebsregisters widmen.

Den Krebs eines Tages ganz zu besiegen hält er zur Zeit für nicht aussichtsreich und er sagt: "Wir werden lernen müssen, daß wir nur einen kleinen Teil der Krebserkrankungen heilen können."

Von den drei Fachgebieten der konventionellen Krebstherapie, Chirurgie, Radiologie, und Chemotherapie, kann die Chirurgie ohne Zweifel die größten Erfolge vorweisen. Die Entfernung der Tumormassen hat bei jedweder Art von Therapie überragende Bedeutung. Was danach an Therapie folgt, ist mehr Beruhigung als Wirkung. Was der konventionellen Medizin fehlt, ist die Ganzheitsschau.

Bereits Plato warnte vor zweitausend Jahren: "Der größte Fehler bei der Behandlung von Kranken liegt darin, daß Leib und Seele zu sehr getrennt werden, obwohl sie nicht getrennt werden können. Deshalb übersehen die Ärzte so viel. Sie sehen nicht mehr das Ganze. Ihm sollten sie sich zuwenden, denn wo das ganze Übel dran ist, kann unmöglich ein Teil davon gesund sein."

Gerade bei der Krebstherapie ist eine mehrstufige, biologisch ganzheitliche Therapie notwendig, um Erfolge zu erzielen.

Der Mißerfolg des offiziellen Ansatzes, jener Suche nach Einzelursachen und Bekämpfung des Tumors durch Ausrottungsstrategien, zeigt mehr als deutlich, daß an der Krebserkrankung, ganz ähnlich wie bei den Kreislaufkrankheiten, etwas Besonderes sein muß. Während im vorigen Jahrhundert die Verteilung der Todesursachen recht gleichmäßig auf etwa zwanzig verschiedene Krankheiten zu finden war, verschob sich das Bild bis heute auf zwei spezifische Krankheitsgruppen, nämlich Herz- und Kreislaufschäden und Krebserkrankungen. Es handelt sich hierbei um allgemeine Schädigungen der regulierenden Systeme, des Gefäßsystems, des vegetativen Systems, des Hormonsystems, des Immunsystems und den daraus resultierenden Störungen in der Regulation des Zell- und Gewebestoffwechsels mit der Folge von Krebs.

Es geht einmal um genetische Schäden ebenso, wie um Gleichgewichte zwischen Hormonhaushalt, Zellstoffwechsel, immunologischer Fremderkennung und psychosomatischen Einflüssen, die Mensch und Krebsgeschehen als Ganzheit erfassen. Wie sehr hier Ursache und Wirkung verschmelzen, Rückkopplungen entstehen, und Geistiges, Psychisches und Körperliches einander überlagern, zeigen selbst die konventionellen Ergebnisse der Krebsforschung, wenn man sie z.B. im Hinblick auf die Beziehungen zwischen den Immunvorgängen und den übrigen Bereichen interpretiert. So ist die Verbindung zwischen einer Krebsdisposition über den Hormonhaushalt bis hin zu psychischen Vorgängen wie Depression und anderen Stressbelastungen nicht mehr zu übersehen.

Gerade durch diese Verschmelzung ist es nicht mehr möglich, durch Einzelversuche, wie sie von der etablierten Medizin immer so gerne propagiert werden, das Geschehen in den Griff zu bekommen (28, 29, 30, 31)

Geschätzte Zahl jährlich neu an Krebs Erkrankter, in Deutschland

Lokalisation	**Männer**	**Frauen**
Magen	9.700	8.300
Dickdarm u. Mastdarm	24.100	27.600
Leber	3.400	1.800
Bauchspeicheldrüse	4.700	5.400
Kehlkopf	2.900	400
Lunge	28.200	8.900
Malignes Melanom	3.100	3.800
Brustdrüse	400	45.800
Gebärmutterhals	-	5.800
Gebärmutterkörper	-	10.000
Eierstöcke	-	8.200
Prostata	27.800	-
Hoden	3.600	-
Harnblase	10.300	4.700
Niere	6.900	5.200
Nervensystem	4.000	3.600
Schilddrüse	800	2.000
Multiples Myelom	1.500	1.700
Leukämien	4.400	4.500
Lymphome u. Leukämien	12.300	12.200

Wie sich verschiedene Klassifikationen entsprechen

AJC / UICC-Stadium	Tumor Klassifikation	TNM-Klassifikation	Nodus	Dukes-Metastase
O	Tumor in Situ	NO	MO	A
I	T1	NO	MO	A
I	T2	NO	MO	A
II	T3	NO	MO	B
II	T4	NO	MO	B
III	T1,2	N1-3	MO	C
III	T3	N1-3	MO	C
III	T4	N1-3	MO	C
IV	T1-4	NO-3	M1	D

Bei der Stadieneinteilung der Tumorerkrankung werden sowohl die sehr genaue TNM-Einteilung, als auch die Klassifikationen nach Dukes und nach UICC (Union International Contre le Cancer) / AJC (American Joint Committee on Cancer) häufig verwendet.

Naturheilmittel im Forschungsschatten

Warum forschende Onkologen nur selten, und dann eher widerwillig, gedrängt oder gar von den Onko-Kollegen belächelt, an sogenannte biologische "Mittel aus der Natur" (Phyto-Pharmaka, Rohstoffe aus Algen, Bakterien oder Pilzen, Peptide und Proteine aus Naturstoffen oder Organextrakte von Tieren) herangehen, bedarf einer Erklärung:

1. Naturstoffe sind relativ leicht zugänglich und unterliegen meist keinem Patentschutz, und somit ist nur geringer Profit zu erwarten.

2. Obgleich die klinischen oder auch andere institutionelle Forschungseinrichtungen vom Steuerzahler, also auch vom Krebspatienten, voll bezahlt werden, sind sie letztendlich nur von etablierten Medizinern besetzt und stehen der biologischen Forschung kaum zur Verfügung.

3. Im Bereich der Chemotherapie ist es durchaus üblich, daß der Leiter einer Prüfungsgruppe pro Patient ca. DM 1.000,-- als selbstverständlich sogenanntes Forschungshonorar erhält.

Mittelständische Firmen, die Naturheilmittel herstellen, könnten solche Summen kaum aufbringen (32).

Erblich bedingte Tumoren

Dass Krebs eine Krankheit der Gene ist, daran besteht kein Zweifel. Für die Früherkennung und Behandlung ist von grosser Bedeutung, ob die Mutationen im Laufe des Lebens erworben oder von den Vorfahren ererbt werden. Welche Tumoren nach derzeitigem Stand wie häufig erblich bedingt sind, darüber gab Steven Narod, Toronto, auf der zurückliegenden US-Jahrestagung für Humangenetik einen Überblick. Demnach ist das Ovarialkarzinom "die einzige Erkrankung unter den verbreiteten Tumorformen, die häufig erblich bedingt ist".

erbliches Risiko	Tumoren bei Erwachsenen*	pädiatrische Tumoren
hoch (ca. 10 %)	Ovarialkarzinom medulläres Schilddrüsenkarzinom Phäochromozytom	Retinoblastom Nebennierenkarzinon
mäßig (ca. 5 %)	Mammakarzinom Kolonkarzinom Prostatakarzinom Malignes Melanom Pankreaskarzinom Hodgkin-Lymphom Hodenkarzinom	
niedrig	Bronchialkarzinom Endometriumkarzinom Leukämie Hirntumoren Schilddrüsenkarzinom	Mehrzahl päd. Tumoren

* verbreitete Tumorerkrankungen kursiv

LABORWERTE

Der Blick nach Innen

Für die meisten Betroffenen kommt die Diagnose Krebs überraschend. Es ist bekannt, daß zur Entwicklung eines Tumors etwa zehn bis fünfzehn Jahre nötig sind. Das heißt, daß schon innerhalb dieser Zeit im Organismus Hinweise sein müssen, die diese Entwicklung begleiten. Eine Krebszelle weist einen anderen Stoffwechsel auf als eine gesunde Zelle. Zu Anfang sind diese Stoffwechselveränderungen mit den daraus resultierenden Produkten diskret, können aber in ihrer Vielzahl einen Hinweis auf Entartung der Zellen geben, und dadurch die Möglichkeit einer frühzeitigen biologischen Therapie.

Die Augendiagnose bietet Möglichkeit vor allem bei familiärer Belastung, Frühzeichen zu erkennen, ebenso lassen sich mit der Dunkelfeldmikroskopie krankhafte Veränderungen im Blut nachweisen.

Die frühzeitige Erkennung solch einer Entwicklung, Präcancerose genannt, läßt sich mit einer ganzheitlich biologischen Therapie in der Regel auf einen krebszellfreien Status zurückführen.

CCR-Test (Carcinochromtest)

Seit Jahrzehnten ist dieser Urintest bekannt, der in vielen Arzt- und Heilpraxen eingesetzt wird. Er wurde zunächst zur Erkennung manifester Krebsgeschehen herangezogen. Sein Indikationsbereich verlagerte sich jedoch mehr und mehr in den Bereich der Frühdiagnose maligner Geschehen.

Bevor also ein Tumor nachweisbar ist, kann mit dem CCR ein Krebsvorgeschehen aus dem Urin festgestellt werden. Dies macht den CCR besonders wertvoll und soll im folgenden erläutert werden.

Krebsig entartete Zellen decken ihren Energiebedarf nur teilweise oder gar nicht mehr aus der Oxydation des Sauerstoffs (Gärung). Ihre Energie gewinnen sie vielmehr anaerob durch enzymatischen Abbau der Zellinhaltsstoffe. Auch hat die anaerob (sauerstofflos) entartete Zelle andere Stoffwechselendprodukte als die gesunde Zelle, die harnfähig sind. Es sind Polypeptide, die in der anaeroben Zellatmung vermehrt anfallen. Diese wiederum werden durch das CCR-Reagenz chemisch zu einem Farbstoff gekoppelt und auf photometrischem Wege bestimmt.

Der Chemiker und Apotheker Dr. J. Gutschmidt forschte in der vorhandenen Literatur und entdeckte wichtige Hinweise, die zur Entwicklung des CCR-Reagenzes führten.

Durch die Verbesserung der Diagnoseverfahren zur Erkennung von Krebstumoren im klinischen Bereich und auch durch das steigende Interesse an tauglichen Testverfahren im Frühstadium verlagerte sich die Verwendung des CCR-Testes auf die Frühdiagnose von anaerober Zellatmung, bevor also ein Tumor sichtbar wird und auf die Früherkennung von Rezidiven, die häufig nach dem operativen Eingriff auftreten. Die Früherkennung eines Vortumorgeschehens (Praecancerose) und einer nachoperativen Patientenüberwachung, ist also der Haupteinsatzbereich der CCR.

Wann sollte der CCR-Test eingesetzt werden?

Der CCR-Test ist indiziert gerade bei einem diffusen diagnostischen Bild des Patienten, dem Verdacht eines Krebs- oder Vorkrebsgeschehens, um zu erfahren,

1. ob und
2. wieweit der Patient schon auf der Schiene der anaeroben Zellatmung steht.

Bis eine Sauerstoffzellatmung sich anaerob verschiebt, kann es Jahre dauern. Wie wertvoll ist dann ein Testverfahren, das schon frühzeitig eine solch unheilvolle Entwicklung anzeigt und durch rechtzeitige Therapie den Tumor verhindern kann, sowie eine Therapieverlaufskontrolle möglich macht.

Der CCR-Test sollte jeweils vor und nach der Therapie vorgenommen werden, um entsprechende Eckwerte zu haben Zur Patientenüberwachung sollte der Test, je nach Schweregrad des Falles, in sinnvollen Zeitabständen wiederholt werden, um einem Aufflammen eines malignen Geschehens rechtzeitig therapeutisch entgegenwirken zu können.

Versandmaterial zur Einsendung des Urins, sowie Literatur und Info, erhalten nur Arzt- und Heilpraxen auf Anforderung. Allein über diese wird eine Testung durchgeführt.
Ihre Anforderung richten Sie bitte an:

Harndiagnostisches Labor Dr. Gutschmidt Nachf.
Kufsteiner Str. 36
83075 Bad Feilnbach
Tel. 08066 8181

In meiner Praxis setze ich den CCR-Test aus vorne genannten Gründen gerne ein. Er ist mir ein wertvoller Parameter geworden.

Tumormarker

Tumor	AFP	CA 195	CA 19-9	CA 72-4	CEA	CYFRA 21-1	TPA
Blasen-Ca					+	++	++
Chorion-Ca	+						
Colon-Ca		++	+++		+++		+
HNO-Tumoren					+		+
Hoden-Ca		+++			++		
Kehlkopf-Ca					++		
Leber-Ca	+++	+	++		+		
Lungen-Ca	+			++	++	+++2)	++
Magen-Ca		+	++	+++	+++	+	
Mamma-Ca					+++		++
Nieren-Ca							+
Ösophagus					+		
Pankreas-Ca		+++	+++		++		
Prostata-Ca							+
Rektum-Ca		++	++		+++		+
Schilddrüsen-Ca					++		+
Teratom (malignes)	+++						++
Uterus Zervix-Ca			+		+		++

Tumor	CA 125	CA 15-3	CA 549	Calci-tonin	ß-HCG	Beta 2 Mikro-globul.
Chorion-Ca					+++	
Hoden-Ca					+++	
Lungen-Ca				+		
Lymphom/Plasmoz.						++
Mamma-Ca		+++	+++			
Pankreas-Ca	+			+		
Schilddrüsen-Ca				+++		
Teratom (malignes)					+++	
Uterus/Zervix-Ca	+	+				

Tumor	Osteo Calcin	NSE	PSA/ PAP	SCC	TK Thymidink.	HTG Thyreoglob.
HNO-Tumoren				+++		
Kehlkopf-Ca				+++		
Knochenmalignom	++					
Lungen-Ca		+++1)		++2)		
Lymphom/Plasmoz.					++	
Neuroblastom/ Phäochromozytom		++				
Ösophagus				++		
Prostata-Ca			+++			
Schilddrüsen-Ca						+++
Uterus/Zervix-Ca				+++		

+++ : Markereinsatz erster Wahl
++ : Markereinsatz zweiter Wahl
\+ : Markereinsatz möglich

1) bei kleinzelligem Lungen-Ca.
2) bei nichtkleinzelligem Lungen-Ca.

Immunologische Verlaufsdiagnostik

Normalwerte	Bei Krebskranken liegt der Immuntiter niedrig:
BSR 8/16	Relativ krebsspezifisch ist eine sehr schnelle, d.h. in den ersten Minuten einsetzende Sedimentierung. Weiterhin hochbleibende Senkungswerte prognostisch ungünstig.
Hb 14-18 12-16	Frühzeitig abfallende Hb-Werte kennzeichnen rasche Tumorwachstumstendenz, erhebliche Toxizität, verminderte körpereigene Abwehr. Ansteigende Hb-Werte lassen auf Besserung der körpereigenen Abwehr schliessen.
Ery 4-5 Mill.	Jedes Absinken des normalen Wertes deutet auf ein Fortschreiten des Geschwulstprozesses.
Leuko 4-9.000	Ein Absinken während der Therapie bedeutet einen Immunitätsverlust. Ein Anstieg abgesunkener Leukozytenwerte in der Verlaufsdiagnose weist auf verbesserte Abwehr hin.

Lympho 20-25 %	Bei einem Malignom ist die Lympho-Zahl herabgesetzt. Die Lymphozyten sind die "Elitetruppe" im Abwehrkampf gegen den Krebs. Das Absinken unter die Norm weist auf eine immundefizitäre Situation hin. Ein Anstieg über 25 % spricht für gesteigerte körpereigene Abwehr gegen Krebs.
Eo 2-4 %	Werden als Gradmesser der Antigen/Antikörper-Reaktion angesehen. Eine Eosinophilie (10-12%) signalisiert das Vorhandensein toxischer Faktoren im Organismus (Knochenmetastasen). Eine Aneosinophilie ist prognostisch ungünstig. Sie bedeutet Anergie und Abwehrschwäche.
Normalwerte	Bei Krebskranken liegt der Immuntiter niedrig:
Mo 4-6 %	Die Monozyten sind ein besonders empfindlicher Indikator der gesamten Abwehr- und der Reaktionslage. Mäßige Anstiege nach immunstimulierender Therapie weisen auf gute Abwehrlage hin. Überschreiten die Monozyten die Normalzahl wesentlich, so müssen die therapeutischen Reize abgeschwächt werden.

Elektrolyte im Serum

	Normalwerte	Bei Krebskranken:
Natrium	317-319 mg%	in der Regel erhöht
Kalium	16-18,5 mg%	in der Regel unter der Norm Tiefer Kalium-Abfall Schlechte Prognose
Calcium	8,21-11,94 mg%	überschreitet die Norm
Magnesium	1,90-2,20 mg%	unter dem Normbereich
Kupfer	85,16-135 µg%	erhöht - besonders bei Lungen-Ca.
Eisen	99,97 µg%	sinkt ab, Ausnahme Bei Leber-Ca.

CHEMOTHERAPIE - Hoffnung ohne Sieg

Dieses Kapitel zu schreiben ist teilweise bedrückend, weil es viele Hoffnungen zerstört, aber notwendig, weil nur durch Kenntnis neue Wege eröffnet und beschritten werden können.

Die Chemotherapie gehört neben Operation und Bestrahlung zum Hauptrüstzeug der Onkologen. Andere, insbesondere biologische Maßnahmen werden abgelehnt oder spöttisch herablassend belächelt.

Es soll an dieser Stelle klar herausgestellt werden, daß auch für den biologisch arbeitenden Arzt die Operation eine notwendige und unerläßliche Maßnahme darstellt.

Strahlentherapie

Ebenso besitzt die Strahlentherapie Heilerfolge, gerade in Verbindung mit Operation und zum Teil mit Chemotherapie. Da neben der Zellreduzierung bösartiger Zellen der Nachteil der immunsuppressiven und gewebsschädigenden Nebenwirkungen gegenübersteht, muß jede schematische Nachbehandlung vermieden und der kurative Zweck individuell geprüft werden.

Dazu einige Hinweise:

Ein im Frühstadium begrenzter, operativ entfernter Tumor benötigt keine Nachbestrahlung.

Alle außen liegenden und gut zugänglichen Tumore sind radiologisch behandelbar.

Organe mit einer hohen Strahlenempfindlichkeit zeigen gute Erfolge.

Folgende Tumorarten sprechen erfahrugsgemäß gut auf eine primäre Strahlung an:

- Prostata- und Hodenkarzinome
- Gynäkologische Tumore (Endometrium, Vagina)
- Non-Hodgkin
- Lymphogranulomatose
- Hautkarzinome

Mit Ausnahme von Neutronenbestrahlung benötigen radiologische Bestrahlungen zur Krebszellabtötung die Anwesenheit von Sauerstoff, aus dem sie aggresive Sauerstoffradikale machen, die Krebszellen töten.

Die Wirksamkeit hängt deshalb ganz entscheidend vom Sauerstoffgehalt der Krebszellen ab, welche naturgemäß schon daran verarmt sind, denn bekanntlich gewinnen börsartige Zellen ihre Energie aus dem aneroben Glucosestoffwechsel. Alle unterstützenden Therapiebemühungen, mehr Sauerstoff ins Gewebe zu bringen, steigern den Erfolg der Strahlentherapie.

Chemotherapie

Eine kritische Bestandsaufnahme der Chemotherapie bei fortgeschrittenen Karzinomen (Krebs, darunter versteht man nicht radikal entfernbare rezidivierende oder gestreute Tumore) läßt den vermeintlichen Glorienschein der Chemotherapie zu einem dürftigen Glühwürmchen verglimmen.

In der folgenden Tabelle ist die Einteilung der Krebserkrankungen in Gruppen nach dem durch Chemotherapie z.T. in Kombination mit Radiotherapie und Operation zu erwartenden Erfolg zu sehen.

Gruppe 1 potentiell heilbar	Gruppe 2 hohe Remissionsraten mit wahrscheinlicher Lebensverlängerung
Burkitt-Lymphome Chorionepitheliom Ewing-Sarkom Hodentumore Leukämie (ALL) des Kindes Lymphomgranulomatose III B und IV Lymphom (histiozytäres) III und IV Rhabdomyosarkom (embryonales) Retinoblastom Wilms-Tumor	Bronchialkarzinome (kleinzellige) Endometriumkarzinom Mammakarzinome (HR+, Prämenopausal) Leukämien (AML,CLL, CML) Lymphome (Non-Hodgkin) Plasmozytome Neuroblastome Ovarialkarzinome Sarkome (Bindegewebe, Knochen) Prostatakarzinom)
Gruppe 3 Remissionsraten (<50%) mit fraglicher Lebensverlängerung	Gruppe4 Chemotherapieresistente Tumoren
Gastrointestinalkarzinome Karzinoid Melanome Karzinome, spinozelluläre(Haut) Nebennierenkarzinome (endokrin aktive) Mammakarzinome (postmenopausale, HR-) Plattenepithelkarzinome (HNO-Bereich)	Blasenkarzinome Bronchuskarzinome (Plattenepithel-Ca) Gallenwegskarzinome Hirntumore (primäre) Hypernephrom (hypernephroides Ca) Leberkarzinome Oesophaguskarzinome Pankreaskarzinome Plattenepithelkarzinome (Bronchus, Haut, Genitale der Frau)

Die chemotherapeutischen Over-Kill-Maßnahmen werden nicht von einem inkompetenten Heilpraktiker oder verquerten Kneipp´schen Bio-Arzt angeprangert, sondern von Dr. Dr. Ulrich Abel in seinem Buch "Chemotherapie bei fortgeschrittenen Karzinomen" zerpflückt.

Das Fazit dieses leider erschreckenden und ernüchternden Buches lautet wie folgt:

Die zytostatische Therapie gilt als feste Säule in der Behandlung maligner Erkrankungen. Ihre Erfolge bei manchen Krebsformen wie Leukämien oder Lymphomen sind bekannt und unbestritten. Wie sieht es aber in ihrem Hauptanwendungsgebiet, den fortgeschrittenen Karzinomen aus?

Dieser Frage geht das vorliegende Buch - verfaßt von einem seit 15 Jahren in der Krebsforschung tätigen Biometriker - nach. Die Analyse der bis heute durchgeführten wissenschaftlichen Studien mündet in dem ernüchternden Schluß, daß bei den meisten Karzinomen keinerlei Belege dafür existieren, daß die Chemotherapie - speziell auch die immer mehr um sich greifende aggressive Hochdosistherapie - die Lebenserwartung verlängert oder die Lebensqualität verbessert. Vieles spricht eher gegen solche Effekte, eine Tatsache, die heute von namhaften Onkologen unverblümt zugegeben wird.

Ausführlich geht das Buch auf zahlreiche in der Onkologie verbreitete Fehlschlüsse ein. Ebenso werden die Fragen diskutiert, wie es kommt, daß Onkologen die Therapie im Bewußtsein der Erfolglosigkeit dennoch anwenden, und welche Auswirkungen das Dogma Chemotherapie in der Onkologie hatte und hat.

Mehr als 80% der Krebstodesfälle werden durch epitheliale Tumore verursacht. Dazu zählen unter anderem fast sämtliche Krebse der Lokalisation:

> Luftröhre, Bronchus, Lunge, Magen, Kolon/-Rektum, Speiseröhre, Brust, Blase, Eierstock, Gebärmutter, Bauchspeicheldrüse, Kopf/Hals und Leber.

Der Laie, aber auch der mit der klinischen Onkologie nicht so vertraute Mediziner, wird zumindest die Frage nach der lebensverlängernden Wirkung einer von erfahrenen Klinikern durchgeführten Chemotherapie für rein rhetorisch und überflüssig halten, denn selbstverständlich wird er voraussetzen, daß eine notorisch toxische und kostspielige Behandlung, wenn sie schon nicht heilen kann, doch wenigstens einen günstigen Einfluß auf die Prognose hat. Gestützt wird diese Auffassung durch die unbestreitbaren, weithin bekannten und z.T. dramatischen Erfolge bei manchen nichtepithelialen Malignomen (z.B. Keimzelltumoren, akuten Leukämien, M.-Hodgkin). Es lag nahe, diese Erfolge bei für die Öffentlichkeit bestimmten Stellungnahmen bis hin zu wissenschaftlichen Publikationen durch gewollte oder ungewollte Wortakrobatik auch auf die epithelialen Tumore zu übertragen.

Erstaunlich ist auch die Tatsache, daß die neueste Auflage des amerikanischen Standardwerkes über Onkologie (1) im Kapitel Chemoherapie die früher aufgestellten Erfolgsbehauptungen nicht mehr enthält.

Es muß jedoch nachdenklich stimmen, wenn Umfragen ergeben, daß viele Onkologen bei sich selbst eine zytostatische Therapie nicht vornehmen lassen würden (2, 3). Besonders deutlich wurde diese Zurückhaltung in einer Untersuchung von Makillop et al. (4) bei 79 Ärzten, die in nichtchirurgischen Zentren mit der Behandlung von Lungenkarzinomen befaßt waren. U. a. wurden diese Ärzte mit tatsächlich existierenden

Studienprotokollen konfrontiert und gefragt, ob sie selbst als Lungenkrebspatient bereit wären, an den Studien teilzunehmen. Dabei ergab sich im Falle metastasierter Erkrankung, daß nur 15 Ärzte an einem Vergleich verschiedener cisplatinhaltiger Regimes teilgenommen hätten.

Für die Verzerrung der Ergebnisse bei Veröffentlichungen wissenschaftlicher Arbeiten gibt es mehrere Gründe. Studienleiter und ihre Geldgeber sind möglicherweise weniger daran interessiert, Studien mit Nullergebnissen aufzuschreiben und einzureichen, sei es aus Desinteresse, aus Enttäuschung darüber, daß die Resultate die ursprünglich gehegten Hoffnungen nicht erfüllt haben, oder aus dem Kalkül heraus, daß die Publikation der Kommerzialisierung oder Anwendung der Therapie schaden könnte. Nach Dickersin et al. scheinen dies die Hauptgründe für Verzögerungen in klinischen Studien zu sein. Denkbar ist auch, daß Studienleiter, die fest von der Wirksamkeit bzw. Überlegenheit einer neuen, in der Studie geprüften Therapie überzeugt sind, das Nullergebnis nicht wahrhaben wollen und auf ein positives Resultat einer neuen Studie "warten". Dieses selektive Einreichen von Arbeiten dürfte fast ausnahmslos in Richtung falschpositiver Einschätzungen über die geprüfte Therapie wirken.(5)

Herausgeber und Reviewer wählen ihrerseits aus den Einreichungen eher die Studien mit auffälligen oder gar spektakulären Resultaten aus. Diese Selektion entspringt nicht nur dem - legitimen - Bedürfnis, dem Leser etwas Spannendes zu bieten und die Auflage der Zeitschrift zu fördern, sondern sie ist auch rational begründbar, und zwar durch die Asymmetrie der Relevanz positiver und negativer Resultate in der Medizin.

Randomisierte (zufallsausgewählte) Studien, die eine Verbesserung der Lebensqualität durch Chemotherapie belegen, gibt es bis heute nicht. Ebenso muß eine lebensverlängernde Wirkung der Chemotherapie bei fortgeschrittenen Tumoren verneint werden. Eine antitumorale Aktivität ist nicht mit Lebensverlängerung gleichzusetzen. Diese Annahme wäre nur dann richtig, wenn die Patienten, die auf eine Chemotherapie ansprechen, länger leben, als sie ohne Therapie leben würden.

Statistischer Budenzauber

Bei etwa einem Viertel aller Männer, die über siebzigjährig sterben, wird bei der Autopsie Prostatakrebs festgestellt. Das heißt, diese Männer wußten nicht, daß sie Prostatakrebs hatten.

Wenn man der amerikanischen Krebsgesellschaft glauben darf, so hat sich die Fünf-Jahres-Überlebensrate für alle Stadien bei Prostatakrebs ständig verbessert. In den Jahren 1950 bis 1954 lag die Überlebensrate bei 43 % und in dem Zeitraum von 1983 bis 1990 bei 81,3 %. Geradezu ein Wunder, wenn man bedenkt, daß seit der Einführung der Hormontherapie keine weiteren bedeutenden Fortschritte in der Prostatakrebstherapie erzielt werden konnten.

Und nun der Trick:

Dank der modernen Früherkennungsmethoden (wie z.B. durch das prostataspezifische Antigen-PSA), werden auch solch kleine Tumore entdeckt, die ansonsten nie aufgefallen wären, denn nur weniger als 10 % dieser Tumoren würden jemals Symptome verursachen.

Diese Patienten werden nun von den Ärzten in die therapeutische Mangel genommen, und selbstverständlich als geheilt entlassen, obwohl bei 90 % von ihnen sowieso keine Symptome aufgetreten wären.

Durch diesen statistischen Budenzauber läßt sich jede Krebsstatistik beschönigen. (85)

Warum bedeutet die vollständige Remission keine klinische Heilung?

Die Antwort auf die Frage kann zwar wohl noch nicht endgültig gegeben werden, sie dürfte aber im Phänomen der Ungleichartigkeit und Zytostatikaresistenz von Tumoren zu suchen sein. Zu unterscheiden ist die klinische Resistenz, d. h. die Resistenz von Tumorzellen in der Ruhephase (6, 7) und die biochemische Resistenz. Die biochemische Resistenz kann nicht durch Versuche der Synchronisation von Zellzyklen überwunden werden, sie ist vielleicht die Hauptursache für das letztendliche Scheitern chemotherapeutischer Behandlung. Resistente Zellen treten spontan auf, die Wahrscheinlichkeit für die Entwicklung solcher Zellen wächst vermutlich proportional mit der Tumorzellmasse. Tumorzellen können eine Resistenz gegen sämtliche zytotoxische Pharmaka entwickeln. Hierin dürfte die Erklärung dafür liegen, daß eine vollständige Remission bei demselben Patienten trotz Wechsel des Therapieschemas kaum wiederholbar ist. Eine ganze Reihe von Mechanismen sind heute bekannt, über die biochemische Resistenz vermittelt wird. Auch die Ursachen für die Resistenzentwicklung können vielfältiger Natur sein.

Die Stabilität oder Instabilität eines Tumors ist genetisch bedingt. Diese Instabilität ist anscheinend bei stark metastasierenden Zellen vergrößert. Zellen aus Tumormetastasen und solche aus dem Primärtumor unterscheiden sich in ihrer Empfindlichkeit gegenüber Zytostatika.

Warum bewirkt die (partielle) Remission keine Verlängerung der Überlebenserwartung?

Eine naheliegende Antwort auf die Frage ist die, daß die Reduktion einer großen Tumormasse um 50% einfach nicht ausreicht, um bei Patienten mit fortgeschrittener Erkrankung die Lebenserwartung zu verbessern. Vermutlich ist ja auch nicht nur die Masse, sondern mindestens ebenso die Verteilung des Tumorvolumens für die Prognose von Bedeutung. Eine andere Antwort könnte in der Verstärkung der Malignität des Tumors durch die Chemotherapie liegen (26). Zytotoxische Substanzen können die Metastasenverbreitung fördern, und zwar entweder durch Immunsuppression, Schädigung der Vaskularisation (Blutversorgung) oder durch direkte Einwirkung auf Tumorzellen. In vitro und in vivo konnte man nachweisen, daß chemotherapierte Zellen ein größeres metastatisches Potential besitzen als nichttherapierte Zellen. Die die Chermotherapie überlebenden Zellen wachsen aggressiver, eine Tatsache, die das Fehlen des Gewinns an Überlebenserwartung der Responder (die Patienten, die auf Chemotherapie ansprechen), erklären könnte. Mehrere direkte, zur Erhöhung der Malignität führende Einwirkungen der Therapie auf die Tumorzellen werden diskutiert: Mutationen, die durch die Chemotherapie hervorgerufen werden, Genamplifikationen und Genaktivierung durch Zytostatika.

Für die Behauptung, daß nach der Chemotherapie Tumoren größere Malignität aufweisen können, gibt es auch klinische Evidenz. So werden Metastasen an Lokalisationen gefunden, wo man sie ohne Chemotherapie normalerweise nicht sehen würde und zuweilen beobachtet man nach der Therapie eine exzessive Tumoraussaat (8).

In den letzten Jahren hat sich die Einsicht, daß die Responserate nur von sehr begrenzter Aussagekraft für den Therapieerfolg ist, allmählich unter Onkologen ausgebreitet (9,10). Diese bedeutet freilich nicht, daß das "responder vs. nonresponder manoeuvre" nicht nach wie vor für irreführende Schlüsse über Therapieerfolge benutzt würde. Ein Beispiel hierfür liefert ein auf der ASCO-Jahrestagung 1994 gehaltener Vortrag (11, 12) der die Behauptung der Überlebenszeitverlängerung (beim Leberkrebs) bereits im Titel trug ("Prolonged survival with chemotherapy..."), dessen Abstrakt jedoch zu entnehmen war, daß sich die Therapiegruppen in Wahrheit in der Überlebenszeit nicht auffällig unterschieden.

Die Frage nach der Eignung der Responserate als Endpunkt in klinischen Wirksamkeitsprüfungen von Zytostatika ist von eminenter praktischer und insbesondere auch wirtschaftlicher Bedeutung, da sie die Zulassung von Zytostatika und damit einen Milliarden-Dollar-Markt betrifft (13, 14, 15).

Im folgenden die häufigsten gegen das Buch von Prof. Abel (Chemotherapie bei fortgeschrittenen Tumoren) vorgebrachten Argumente:

Interessanterweise handelt es sich bei diesen Argumenten durchweg um Behauptungen oder Überlegungen; bis heute ist mir kein auf Daten und wissenschaftlichen Erkenntnisse gestützter Einwand bekannt geworden. Dies spricht dafür, daß in meiner Arbeit die vorhandenen wissenschaftlichen Erkenntnisse korrekt wiedergegeben wurden.

Argument 1: Die Chemotherapie muß deswegen lebensverlängernd wirken, weil Krebspatienten heute länger leben als früher.

Dies ist ein Fehlschluß, mit dem wir uns eingehend im ersten Kapitel auseinandergesetzt haben. Zwar kann man feststellen, daß sich die Überlebensraten für die meisten Krebslokalisationen, wenn auch oft nur geringfügig, in den letzten Jahrzehnten verbessert haben; jedoch gilt dies im allgemeinen nicht mehr für fortgeschrittene Krebse, um die es in dieser kritischen Betrachtung ja geht. Aber selbst wenn sie sich verbessert hätten, würde das, wie wir eingangs gesehen haben, günstige Therapieeffekte nicht belegen.

Argument 2: Die Aussagen der Schrift sind bekannt

Daß dies so nicht wahr ist, zeigen nicht nur die z.T. empörten Reaktionen auf die Schrift, sondern auch Publikationen, in denen nicht belegte Behauptungen über die Erfolge der palliativen Tumortherapie zu finden sind. Darüber hinaus stellt sich natürlich die Frage, warum, wenn die zentralen Aussagen der Schrift angeblich bekannt sind, sich das nicht in der therapeutischen Praxis widerspiegelt.

Argument 3: Die Intention der Schrift ist nicht klar.

Hierzu ist zu bemerken, daß die Intention bereits im Vorwort genannt wird. Es geht in der Hauptsache um zwei Dinge:

a) Um ein Umdenken in der Therapie: Ein aggressives Vorgehen darf nicht mehr in Situationen angewandt werden, wo es durch die Ergebnisse wissenschaftlicher Studien nicht gedeckt ist.

b) Um ein Umdenken in der Forschung : Indem die Schrift vorhandene Illusionen über Erfolge der Chemotherapie zerstört, soll sie, so hoffe ich zumindest, den Weg frei machen für eine intensivere Untersuchung anderer Therapiekonzepte.

Argument 4: In Einzelfällen erzielt die Therapie Erfolge.

Dies ist ein besonders häufig vorgebrachtes Argument. Es spiegelt ein - möglicherweise in der Ärzteausbildung begründetes - Defizit in Kenntnissen über den Erkenntnisgewinn in der Medizin wider. Nachdrücklich festzustellen sind zwei Dinge:

a) Ob eine Therapie eine Verbesserung der Lebenserwartung erzielt, ist am Einzelfall in der Regel gar nicht erkennbar, sondern kann sich nur aus vergleichenden klinischen Studien ergeben (von extremen Ausnahmen abgesehen muß es sich dabei um eine randomisierte Studie handeln). Erst recht gilt dies für die Abwägung eines möglichen Nutzens gegen den therapiebedingten Schaden. Für die Aussagekraft von Kasuistiken und die (Un)Möglichkeit, therapeutische Entscheidungen auf Erfahrungen aus Einzelfällen zu stützen. Es gibt zahllose Beispiele, in denen subjektive, an einzelnen Patienten gewonnene Eindrücke - und nur über sie verfügt der Arzt, wenn er auf eine Studie verzichtet - die "gläubige" Medizin in die Irre geleitet haben.

b) Die Argumentation mit Einzelfällen aus der Feder von Chemotherapeuten wirkt einigermaßen befremdlich, da ja die sogenannten Schulmediziner gegen die Verfechter biologischer Krebstherapien immer wieder - und meist mit Recht - den Vorwurf erhoben haben, nur mit Einzelfällen zu argumentieren.

Argument 5: Die Analyse wird komplexen, an individuellen Patientencharakteristika orientierten Therapieschemata nicht gerecht.

Auch das ist ein Irrtum, und es ist bemerkenswerterweise erneut ein Argument, welches häufig auch von Vertretern unkonventioneller Therapierichtungen gegen die Aussagekraft unliebsamer Nullergebnisse aus randomisierten Studien vorgebracht wird. Auch komplexe Behandlungskonzepte lassen sich in kontrollierten Studien evaluieren, ja, es besteht geradezu die Pflicht dazu, wenn diese Therapien häufig oder gar in der Routine angewendet werden. Die Individualität der Therapie ist keineswegs ein Hindernis für die Prüfung des Therapiekonzepts, welches eben diese individuelle Anpassung der Behandlung vorsieht; es muß lediglich - der Nachvollziehbarkeit und der prinzipiellen Wiederholbarkeit der Studie wegen - präzise formuliert werden können, unter welchen Umständen welche Therapievariante verabreicht wird. Dies ist aber eine Bedingung, die man von einer rationalen Therapieentscheidung (zumal wenn es sich um eine nebenwirkungsreiche Therapie handelt) erwarten darf.

Argument 6: Die Chemotherapie läßt zwar im allgemeinen keine Lebensverlängerung erwarten, doch kann man die Patienten ja nicht unbehandelt lassen.

Daß man die Patienten nicht unbehandelt und vor allem nicht unbetreut lassen kann, das kann man sicherlich nur bekräftigen. Andererseits ist dies natürlich keine Rechtfertigung für eine t o x i s c h e (hochgiftige) Therapie, die häufig keinen klinischen Nutzen verspricht.

Argument 7: Es handelt sich bei der Schrift um eine Schreibtischarbeit.

Hierzu ist zu wiederholen, daß die Beurteilung des Wertes einer Therapie aufgrund von klinischen Studien geschieht. Die Bewertung einer Therapie ist daher vielleicht eher dem biometrischen als dem klinischen Aufgabenbereich zuzuordnen. Im übrigen besagt dieser Einwand natürlich nichts über den Wahrheitsgehalt der Schrift.

Argument 8: Die Arbeit ist nicht konstruktiv.

Schmähl schreibt wörtlich: "Aller therapeutischer Negativismus würde sich nur fortschrittshemmend auswirken". Die Feststellung kann im Zusammenhang mit einer nebenwirkungsreichen Therapie ohne deutlichen Benefit nur als zynisch bezeichnet werden. Auch ist das Argument schwer nachvollziehbar, angesichts einer Medizingeschichte, die ja überaus reich ist an therapeutischen Irrwegen, welche - nicht selten zu Schaden der Patienten - aufgrund fehlender schonungsloser Wertbestimmung beschritten wurden. Eine fundierte Kritik an einer fragwürdigen Therapie ist m. E. wissenschaftlich redlicher und auch für den Patienten letztlich von größerem Nutzen als das "Prinzip Hoffnung ", auf das sich Schmähl beruft.

Der Geist der Arznei

Hinter jedem Tun steckt ein Antrieb, eine Motivation, ein Geist, der die Idee gebiert, sei sie zum Guten oder zum Schlechten. Ich bin davon überzeugt, daß die Motivation die Qualität der Ergebnisse wesentlich mitbestimmt. So mag es für die Heilkraft eines Medikamentes nicht unwesentlich sein, ob es der Natur abgeschaut wurde, oder ob dafür tausende von Labortieren qualvoll, ohne Respekt vor der Schöpfung ihr Leben lassen müssen.

Es gibt genügend Beispiele dafür, daß auch ohne Tierversuche Medikamente zum Wohle der Menschheit entwickelt werden. Paul Ehrlich, der Entdecker der ersten Malaria-Kur, der Erfinder von Salversan, einer synthetischen Arznei gegen Syphilis, verbesserte die Herstellungstechnik von Seren, ein erheblicher Fortschritt für die praktische Pathologie, er entwickelte einige wertvolle Testverfahren für Gegengifte unter simulierten Laborbedingungen, denn er lehnte es ab, Tiere für medizinische Versuche zu mißbrauchen.

Chloroform, Äther, Lachgas, Jodtinktur, Digitalis, Chinin, Aspirin, Belladonna, Strophantin - das alles ist ohne Zuhilfenahme von Tieren gefunden worden.

Fieberthermometer, Pulszähler, Stethoskop, abhorchen und abklopfen von Organen, das alles ist ohne Tiertests ersonnen worden. Pasteur hatte die Bazillustheorie verkündet, welche auf verschiedenen Studien über die Gärung von Wein und Bier beruhte.

Röntgen hatte die so nach ihm benannten Röntgen-Strahlen entdeckt, was in keiner Weise Experimenten an Tieren zu verdanken ist. Würden wir alle diese Entdeckungen wegnehmen, würde die sogenannte "moderne Medizin" nichts grundsätzlich Neues geschaffen haben.

Die trügerische Hoffnung, wonach Medizin für alles eine Lösung finden und vielleicht sogar das ewige Leben ermöglichen werde, behindert die Einsicht, daß für seine Gesundheit zunächst jeder selbst verantwortlich ist. Wenn uns klar wäre, daß die Medizin Grenzen hat und keine Wunder vollbringen kann - mag sie noch so viele Tiere opfern - würden wir endlich anfangen, gesünder zu leben, zumal viele Krankheiten selbstverschuldet sind.

Aber statt vorzubeugen, schädigen wir unsere Gesundheit und lassen dann auch noch Tiere das erleiden, wovor wir unbewußt selbst Angst haben: Krankheit, Siechtum, Tod. Dieses magisch anmutende Verhalten resultiert wohl aus der irrationalen Hoffnung, dem Schicksal irgendwie entgehen zu können. Und scheinbar bietet die Wissenschaft einen Ausweg, indem sie für fast alle Probleme Lösungen verheißt. In ihrem geradezu erlösenden Glauben an die Tierversuche schrecken manche Wissenschaftler nicht einmal vor der absurden Behauptung zurück, daß jene durch Tierexperimente entstandenen Fehler und Irrtümer nur durch weitere Tierversuche zu korrigieren seien.

Eine Folge des Irrglaubens an die Allmacht der Wissenschaft ist auch die in den Industriegesellschaften verbreitete, jedoch nicht realistische Vorstellung eines völlig risikolosen Lebens, aus der das Bedürfnis nach totaler Sicherheit resultiert: Die Gesellschaft verlangt neue Medikamente, Chemikalien und Bedarfsgegenstände, ist aber andererseits nicht bereit, die eventuellen Risiken dieser Produkte in Kauf zu nehmen und veranlaßt daher den Gesetzgeber, geradezu wahnwitzige "Sicherheitsprüfungen" (meist Tierversuche) zu fordern, deren Form und Ausmaß kaum noch gerechtfertigt werden kann. Daß damit oft nur eine scheinbare, vorgetäuschte Sicherheit zu erreichen ist, wird meist übersehen. Und die Frage, ob wir Tiere überhaupt opfern dürfen, damit neue Chemikalien oder Kosmetika auf den Markt kommen, stellt sich wohl niemand.

Die naturwissenschaftlich-technisch orientierte Medizin hat das ganzheitliche Denken völlig verloren. Für sie sind Krankheiten mechanische Störungen, aber es gibt keine Krankheiten, es gibt nur kranke Menschen. Wer den Patienten zum Befundlieferanten degradiert, ist kein Arzt, sondern bestenfalls ein Medico-Ingenieur.

Was ist das für ein Wohl der Menschheit, dem jedes Jahr Millionen von Tieren zum Opfer fallen. Wir, die wir die Opferszenen der alten Kulturen als inhuman bezeichnen, sind selber zu den schlimmsten Schlächtern und Tierquälern der Menschheitsgeschichte geworden.

Mit dem Wohl des Menschen wird verdächtig oft argumentiert, so daß man dahinter auch andere Motive vermuten kann. Was ist von einer Pharma-Industrie zu halten, die trotz bekannter Nebenwirkungen diese im Beilagezettel unterschlägt und dann in Entwicklungsländer exportiert. Die Profite stimmen und die Opfer tragen dann eben zur Reduzierung der Bevölkerungsexplosion bei.

Wir dulden die Tierversuche, weil Menschen nach der herrschenden Auffassung wichtiger und wertvoller sind als Tiere. Zweifellos ist der Mensch dem Tier überlegen, aber diese Überlegenheit gibt nur Macht, kein Recht. Und gerade weil wir den Tieren überlegen sind, kommt uns die Pflicht zu, human mit ihnen umzugehen. Wir sollten also nicht nur fragen, ob Tierversuche dem Menschen nützen, sondern endlich einmal darüber nachdenken, ob wir das Recht haben, Tiere zu opfern, weil wir uns davon einen Vorteil versprechen. Darf der Mensch wirklich alles, was er kann - der Natur ins Handwerk pfuschen, Herr über Leben und Tod sein wollen?

Man kann Tierversuche nicht mit dem Hinweis verharmlosen, daß auch andere Tiere oder sogar Menschen leiden. Wer ein Übel mit einem anderen rechtfertigt, beruhigt nur sein Gewissen und trägt dazu bei, daß sich gar nichts ändert.

Noch leichtfertiger ist das Argument, demzufolge Tierprobleme zu ignorieren sind, solange Kinder mißhandelt werden. Dabei wird übersehen, daß Mißhandlung von Kindern und Tierquälerei eines gemeinsam haben: Grausamkeit gegen das Opfer, den Schwächeren. Jene Eltern, die ihre Kinder schlagen, haben in der Regel auch kein Mitleid mit Tieren, im Gegenteil: Gewalt gegen Schwächere, gegen Wehrlose beginnt oft beim Tier und endet beim Menschen. Wenn wir daran etwas verändern wollen, müssen wir die Ursachen angehen, dürfen die Tiere also nicht ausklammern, Menschlichkeit ist nicht teilbar.

In ihrem Bemühen, alles nach den Gesetzen von Ursache und Wirkung zu erklären, konstruiert die Forschung in Tierexperimenten "Modelle " für menschliche Krankheiten - mit der Begründung, daß Tiere dem Menschen so sehr ähneln, daß sie als Modell geeignet erscheinen. Haben sie dann nicht wenigstens ein ähnliches Recht auf Leben und Unversehrtheit wie wir? Gerade die vielfältigen Ähnlichkeiten zwischen Mensch und Tier sprechen doch nicht für, sondern gegen Tierversuche.

Versuchstiere leiden nicht, antwortet die Wissenschaft. Glaubt man manchen Experten, so sind selbst Schmerzversuche schmerzlos und Schockversuche harmlos. Doch immerhin enden praktisch alle Experimente mit dem Tod der Tiere, und der Tod ist zum Teil das einzige wirksame Betäubungsmittel, das Versuchstiere jemals kennenlernen. Wenn Tierversuche so harmlos sind, wie uns manche Wissenschaftler glauben machen wollen, warum dürfen die Experimente nicht gleich am Menschen vorgenommen werden? Und weshalb haben diese Forscher keinen Mut zu Selbstversuchen? Ein Opfer ist schließlich nur dann vertretbar, wenn es freiwillig erbracht wird. Doch gerade wer den Tieren Opfer "zum Wohl der Menschen" abfordert, als sei es ein Naturrecht, ist meist selbst nicht bereit, Schmerzen und Leiden zu ertragen, damit ihm oder anderen geholfen werden kann. Dem Durst nach Fortschritt steht eine erstaunlich geringe Bereitschaft gegenüber, die Kosten des Forschritts zu tragen.

Tierversuche sind letztlich nur möglich, da sich Tiere weder wehren noch entziehen können. Der Test mit Tieren ist ein Poker ohne Gegner, das Tier ist dem Experimentator ausgeliefert. Könnten Tiere sich wehren, hätte es wohl nie einen Tierversuch gegeben. Gäbe es deshalb keine Medizin? Eine absurde Vorstellung, zumal wir viele bewährte Arzneimittel nicht Tierversuchen, sondern dem Zufall oder der sorgfältigen Kranken- und Krankheitsbeobachtung verdanken.

Ein Hauptargument der Befürworter von Tierversuchen ist die Behauptung, man hätte einen Sieg über die Infektionskrankheiten errungen und die Lebenserwartung erhöht.

Statistische Untersuchungen belegen jedoch eindeutig, was in Fachkreisen längst bekannt ist, daß nämlich medizinische Therapien auf die Erhöhung der Lebenserwartung fast keinen Einfluß haben. Der Rückgang von Typhus, Tbc und Cholera war nicht auf die spezifisch medizinische Therapie zurückzuführen, sondern

a) auf die Verbesserung der Lebensbedingungen, z.B. der Qualität der Trinkwasserversorgung,

b) auf hygienisch-sanitäre Einrichtungen.

Es war also nicht die Pharma-Industrie mit ihren Tierversuchen, die unsere Lebenserwartung hat ansteigen lassen. Desweiteren werden stets Impfungen als Argument für Tierversuche genannt. Aber auch in diesem Fall hat sich gezeigt, daß erst, nachdem man die Impfstoffe auf den menschlichen Gewebekulturen entwickelt hatte, die Impfstoffe auch vertragen wurden.

Man kann ein Lebewesen zwar untersuchen, indem man ihm etwas antut, aber über die eigentliche Natur lebender Wesen erfährt man nur etwas, wenn man Dinge für sie oder mit ihnen tut. Die moderne Wissenschaft macht vieles nur, weil es technisch möglich ist, gleichgültig, wie die Folgen sein mögen. Dahinter steckt ein Machttrieb, ein verborgener Sadismus. Der Mensch hat gelernt, ohne persönliche Reife zu leben, ohne Ziel zu erfinden und ohne Not zu töten.

Echte Wissenschaft braucht die Öffentlichkeit nicht zu scheuen. Wer jedoch hinter verschlossenen Türen hantiert und jegliche Kontrolle und moralische Kritik bloß mit dem Hinweis, es gehe um das Wohl des Menschen, zurückweist, handelt ohne Moral. Aber eine demoralisierte Wissenschaft ist dehumanisiert und kann gar nicht dem Wohle der Menschheit dienen. Das ist keine Wissenschaft, sondern Machtmißbrauch, und dieser wächst bekanntlich parallel zur Heimlichkeit, mit der er ausgeübt wird.

Nur wenige Denker der jüngsten Vergangenheit haben sich zur Frage der Tierversuche unter ethischem Aspekt so deutlich geäußert wie der Arzt und Theologe Albert Schweizer. Zwar schließt auch er die Möglichkeit des Tierversuches nicht aus, aber in seiner Begrenzung geht er doch so weit, daß er bewußt das Risiko auf sich nimmt, als sentimental belächelt zu werden. In dem berühmt gewordenen 21. Kapitel seines Werkes "Kultur und Ethik" schreibt er:

"Diejenigen, die an Tieren Operationen oder Medikamente versuchen oder ihnen Krankheiten einimpfen, um mit den gewonnenen Resultaten Menschen Hilfe bringen zu können, dürfen sich nie allgemein dabei beruhigen, daß ihr grausames Tun einen wertvollen Zweck verfolgt. In jedem einzelnen Falle müssen sie erwogen haben, ob wirklich die Notwendigkeit vorliegt, einem Tiere dieses Opfer für die Menschheit aufzuerlegen. Und ängstlich müssen sie darum besorgt sein, das Weh, soviel sie nur können, zu mildern. Wieviel wird in wissenschaftlichen Instituten durch versäumte Narkosen, die man der Zeit- und Mühersparnis halber unterläßt, gefrevelt! Wieviel auch dadurch, daß Tiere der Qual unterworfen werden, nur um Studenten allgemein bekannte Phänomene zu demonstrieren! Gerade dadurch, daß das Tier als Versuchstier in seinem Schmerze so Wertvolles für den leidenden Menschen erworben hat, ist ein neues, einzigartiges Solidaritätsverhältnis zwischen ihm und uns geschaffenworden."

Schweizer toleriert also den Tierversuch, soweit er zur Erhaltung des menschlichen Lebens unbedingt erforderlich ist, so wie er dem Menschen auch die Möglichkeit zubilligt, sich tierischer Nahrungsmittel zu bedienen, wenn er aus Existenzgründen darauf angewiesen ist. Er leitet dieses Recht aus seiner These von der Selbstentzweiung des Willens zum Leben ab. Aber der Mensch hat es nur dann, wenn er sich in einer Zwangslage befindet, in der ihm nur die Alternative bleibt zwischen töten oder sterben, bzw. getötet zu werden. Dabei ist zu beachten, daß Schweitzer das Töten auch dann zwar für begründet, aber nicht entschuldbar und keinesfalls für moralisch geboten hält.

"Die Tötung bleibt Schuld, auch wenn sie begangen wird, um anderes Leben zu erhalten."

Die Presse hat sich zwar auch dieses Themenkreises angenommen, wobei sie jedoch eine Schwäche hat: Sie unterliegt der Mode. Ein Modethema wird durch ein anderes abgelöst, oft ehe sich an der Sache selbst etwas verändert hat. Und die Verantwortlichen müssen nur die Nerven behalten und warten, bis das Thema sich erschöpft hat. Auch die Sensibilität kann nachlassen. Und gerade besonders sensible Menschen wenden sich oft lieber vom Widerwärtigen ab, als daß sie etwas dagegen tun.

Der Bankier Fürstenberg sagte zu seinem Diener, als ihm ein Bettler das Elend seiner fünf Kinder ausmalte: "Schmeiß´ ihn raus, er bricht mir´s Herz." So kann Mitleid auch aussehen.

Es ist wichtig, daß dieses Thema aus dem Dunstkreis herauskommt, ausschließlich für einsame Herzen und für Idealisten, Sektierer oder auch für Tierfreunde bestimmt zu sein.

Wieso muß man eigentlich, um sich gegen ein himmelschreiendes Unrecht zu wenden, ein besonderer Freund des Opfers sein? Was in unserem Land tagaus tagein mit Tieren geschieht, ist ein himmelschreiendes Unrecht. Und darum muß mit den Tierversuchen in der jetzigen Form Schluß gemacht werden.

In der ZDF-Reihe "Fragen zur Zeit - Wissenschaftler nehmen Stellung" befragte Hans Erich Kürtgen den Privatdozenten Dr. Gerhard Kienle, welchen Sinn denn Tierversuche überhaupt noch hätten. Die Antwort von Dr. Kienle lautete: "Diese Frage muß man zu Recht stellen. Das Bundesgesundheitsamt hat eine Untersuchung angestellt über den Wert der Versuche durch Mißbildung an Tieren. Dabei ist man zu dem Ergebnis gekommen, daß man durch Tierversuche das Risiko der Schwangeren nicht vermindern kann. Tierversuche dienen also lediglich der Beruhigung. Man könnte genausogut ein Horoskop stellen."

In Europa hat man folgenden Schluß gezogen: Da Tiere keine Personen sind, sind sie Sachen. Natürlich stimmt das nicht, wie jeder weiß, der mit Tieren je Umgang hatte. Sie sind weder Personen noch Sachen, sondern Tiere. Und Tiere sind empfindsame Lebewesen. Es gehört schon ein erstaunliches Maß an intellektueller Verbohrtheit dazu, um nicht anzunehmen, daß ein Hund Durst hat, wenn er säuft, oder um Tieren gar jedes Empfinden abzusprechen.

In unserer christlich-europäischen Tradition allerdings ist nichts vom Christentum zu spüren. Jesus spricht in einem Evangelium folgendes: "Wie Ihr in diesem Leben Euren Mitgeschöpfen tuet, so wird es Euch ergehen im künftigen Leben."

Die christliche Ethik verlangt, sich im Sinne christlicher Barmherzigkeit und Liebe gerade unterschiedslos aller Hilflosen und Schwachen anzunehmen, Solidarität mit einem fühlenden Wesen zu üben und auf keinen Fall den Unterlegenen zugunsten des Überlegenen zu opfern. Sie hält ein Opfer nur dann für moralisch vertretbar, wenn es freiwillig erbracht wird.

Was macht die Würde des Menschen aus, die ihn über die Tiere erhebt? Was macht ihn zum Herrn der Schöpfung? Seine Fähigkeit, Handlungen zu unterlassen, weil sie niedrig, widerwärtig und gemein sind, obwohl er sie ungestraft tun kann. Seine Fähigkeit, für nichtmenschliche Wesen eine Fürsorgepflicht zu übernehmen; seine Fähigkeit, Schwaches zu schützen.

Tiere sind schwach. Wer sie quält, wird nie befürchten, daß ihm ein Rächer ersteht, der den Spieß eines Tages umdreht. Sie werden nie als Kläger auftreten, nie als Richter, nie als Wähler. Was heute an Millionen von Versuchstieren geschieht, muß aus dem einzigen Grunde verboten werden - weil es mit der Selbstachtung einer menschlichen Rechtsgemeinschaft unvereinbar ist, auch insbesondere dann, wenn man sich noch mit dem Attribut "christlich" schmückt.

Was uns mit dem einzelnen Tier verbindet, ist nicht, daß es ein sinnerlebendes, sondern daß es ein fühlendes, ein Lust und Schmerz empfindendes Wesen ist. Tiere, so sagt man, haben keine Rechte, weil sie nicht vernünftig sind, das heißt, nicht fähig, ihre Rechte als Rechte zu wissen und geltend zu machen. Aber der Grund, einem Wesen keinen Schmerz zu-zufügen, liegt ja nicht darin, daß es ein vernünftiges, sondern darin, daß es ein Schmerz empfindendes Wesen ist. Die Vernunft hat zwar einerseits eine Schmerz steigernde Wirkung, weil sie vergangene und künftige Schmerzen sozusagen akkumuliert. Andererseits aber gibt uns Vernunft auch die Fähigkeit der Schmerzdistanzierung und der Schmerzbewältigung.

Auf dem Weg in die Gaskammer Psalmen singen - das kann kein Tier. Es ist der dumpfen Angst sprachlos ausgeliefert, und seine Angst ist fast immer Todesangst. Die Gemeinschaft der fühlenden Wesen geht über die Grenzen der menschlichen Art hinaus, und wir haben nicht das Recht, andere fühlende Wesen einem Leben auszuliefern, das nur aus Qualen und aus Angst vor dem Tod besteht. Es ist dies nicht nur eine Frage des Mitleids. Die absichtliche Verwandlung eines solchen Lebens in ein Bündel von Leiden und stummer Verzweiflung ist ein Verbrechen. Was sollte da eigentlich ein Verbrechen sein? Mit dieser Frage scheint man auf den ersten Blick oft offene Türen einzurennen. Haben wir nicht ein Tierschutzgesetz, welches das Quälen von Tieren verbietet? Gibt es nicht Tierschutzvereine? Gewiß. Aber leider endet der Schutz des Gesetzes und die Aktivitäten der meisten Tierschutzvereine dort, wo er eigentlich beginnen müßte, nämlich bei jenen Tierquälereien, die nicht aus Gedankenlosigkeit oder Roheit begangen werden, sondern im Dienst irgendeiner Sache, die sich wissenschaftliche Forschung nennt. Unser Gesetz verbietet es nur, Tiere willkürlich und ohne vernünftigen Grund zu quälen. Was aber ein vernünftiger Grund ist, darüber läßt sich das Gesetz nicht aus. Kaum eine Behörde kann einem Wissenschaftler nachweisen, daß die angestrebten Experimente unnötig sind. Nach dem geltenden Gesetz können also und werden auch unnötige, sinnlose oder überflüssige Experimente genehmigt, wenn der Antrag auf ihre Durchführung nur ausreichend begründet ist. Das dürfte gerade den Wissenschaftlern kraft ihres Fachwissens kaum schwerfallen, zumal dann, wenn die Experimente mit dem Wort "wissenschaftlich" geschmückt sind, welches eigentlich nichts anderes als die fürchterlichste Einschüchterungsvokabel unserer Gegenwart ist.

Im Zusammenhang mit der Herstellung von Augentropfen, die die Pupillen der Damen am Abend vergrößern, dürfen hunderte von Testhasen blind gemacht werden; zum Testen von Kosmetika darf Tieren bei lebendigem Leib das Fell abgezogen und der Wirkstoff dann erprobt werden. Riesige Mengen von Haarlack werden in die Kehlen von Tieren geschüttet, bis sie verenden, damit es die Bürokraten wissenschaftlich versichert bekommen, was man auch so annehmen kann, daß nämlich massive Dosen von Lack für die Kehle schädlich sind.

Es stellt sich die Frage, warum es dann nicht auch ein guter Grund sei, wenn ein Sadist durch Tierquälerei Befriedigung findet? Schließlich handelt es sich um den Lustgewinn eines Menschen, und dies nur auf Kosten eines Tieres. Aber es ist eben ein Irrtum, zu glauben, jeder beliebige Vorteil des Menschen rechtfertigt jedes beliebige Leiden der Tiere.

Inwieweit sind wir wirklich bereit, jeden Preis für unsere Gesundheit zu zahlen, auch den unserer Menschenwürde? Sogar wenn die Tierversuche wirklich den Nutzen hätten, den ihnen ihre Propagandisten zuschreiben, müßten wir uns nicht trotzdem weigern, diesen Preis zu zahlen?

Viele Menschen würden bereit sein, auf die Produkte dieser Praxis zu verzichten, wenn sie dazu genötigt würden, sich vorher genau anzuschauen, was da geschieht und wenn sie gar selbst dabei mitwirken müßten. Sterben müssen wir schließlich alle, und wer um jeden Preis zu leben wünscht, gerade dessen Leben ist nicht jeden Preis wert.

Auch die Menschenexperimente in den Konzentrationslagern sollten angeblich wohltätigen medizinischen Zwecken dienen. Die großen natürlichen Heilmethoden wie die Homöopathie, die Pflanzenheilkunde, die Akupunktur - alle sind sie ohne Tierversuche ausgekommen und sind von einem unsagbaren Nutzen für die Menschheit.

Lassen wir uns bei solchen Erörterungen nicht durch Extrembeispiele einschüchtern, schreckliche Beispiele von unerträglichen menschlichen Leiden - und dann die Frage, ob man das zulassen oder nicht doch lieber ein Tier leiden lassen wolle. Vorderhand dienen solche Argumente nur der Einschüchterung. Ein von jeder Kontrolle abgeschirmter, sich ständig ausweitender Betrieb der Folterung von Millionen von Tieren, ein Betrieb, der längst von allen einsehbaren Zwecken abgekoppelt ist, soll gegen Einwände immunisiert werden.

Wir sollten uns auch nicht einschüchtern lassen durch das Argument: "Es gibt in der Welt so viel bestialisches Unrecht an Menschen, Hunger, Folterungen, Entwürdigungen. Solange all das existiert, haben wir Wichtigeres zu tun, als uns der Tiere anzunehmen."

Wer so argumentiert, den sollte man fragen, was er schon alles für dieses wichtigere Ziel getan hat. Meistens gar nichts.

Mit dem Quälen von Tieren fängt bereits die Inhumanität an, und wenn wir etwas ändern wollen, müssen wir den Anfängen wehren. Grausamkeit gegen Tiere geht nahtlos in Grausamkeit gegen Menschen über. Denn sie ist nicht an das jeweilige Opfer gebunden, sie ist letztlich eine Struktureigentümlichkeit, beziehungsweise charaktergemäße Verhaltensweise des Täters.

Es geht aber gar nicht um die Frage, ob es noch etwas Wichtigeres gibt. Wer von uns tut nur das Wichtigste im Leben? Was wäre das überhaupt für ein Leben? Das meiste jedenfalls, was wir tun und wofür wir uns engagieren, ist weit weniger wichtig, als an den Bundestag eine Postkarte zu schreiben: Schluß mit den Tierexperimenten!

Zweitwichtigstes solange zu unterlassen, bis alles Wichtigste sich erledigt hat, wäre das Ende aller Kultur. Im übrigen ist in dieser Sache Eile geboten. Es ist besser, heute zu handeln als morgen. Es geht ja nicht um die Lösung eines langfristigen gesellschaftspolitischen Problems. Die Gesellschaft lebt lange und hat Zeit. Bei Fragen dieser Art jedoch gibt es keine Zeit; wie eine einzelne kleine, fühlende Welt ihre kurze Spanne Lebenszeit zubringt, das entscheidet sich heute. Wenn ein solches fühlendes Leben durch unsere Schuld in die perverse Lage gebracht wird, wo Nichtsein besser ist als Sein, dann ist es jedesmal zu spät. Es ist jetzt schon zu spät, morgen ist es wieder und noch mehr zu spät. Es gibt deshalb nur einen akzeptablen Zeitpunkt, mit der gegenwärtigen Praxis aufzuhören: jetzt sofort!

Die MISTEL - der Schatz der Druiden

Viele von uns sind schon früh in die Geheimnisse und Zauberkräfte der Mistel eingeweiht worden.

Der eingeweihte Leser der heutigen ASTERIX Geschichten ist mit der Figur des MIRACULIX vertraut und weiß, daß für seinen Zaubertrank, der den Galliern übermenschliche Kräfte verleiht, die Mistel, die mit einer goldenen Sichel am sechsten Tag nach Vollmond von einer Eiche geschnitten werden muß, die Grundlage dieses Kräfte verleihenden Zaubertranks ist.

Die alten Bezeichnungen für die Mistel, wie Druidenfuß, Hexenbesen und Donnerbesen sind deutliche Hinweise auf die geheimnisvollen, magischen Eigenschaften.

Heute noch werden zur Weihnachtszeit Türrahmen mit Mistelzweigen geschmückt, sie sollen Gesundheit, Fruchtbarkeit und Wohlergehen im neuen Jahr sichern. Seit 1920 die Mistel von Rudolf Steiner, dem Begründer der anthroposophischen Medizin, erstmals für die Tumortherapie empfohlen wurde, sind neben seinen Empfehlungen bis zu seinem Tod im Jahre 1925 zwischenzeitlich mehrere hunderte von Publikationen erschienen, sodaß die Mistel zu den bestuntersuchten Heilpflanzen unserer Zeit geworden ist.

Daß Steiner gerade die Mistel als Heilmittel gegen Krebs empfohlen hat, geht auf Parallelen zurück, die er zwischen dieser Pflanze und dem Wesen der Krankheit sah.

Nach anthroposophischer Auffassung sind bösartige Tumore "Fehlbildungen, die zur falschen Zeit am falschen Ort" im menschlichen Körper wachsen.

Die Mistel zeigt Eigenschaften, die dem Tumor-Wachstum ähnlich sind.

Von den rund vierzehnhundert Pflanzen, die im weitesten Sinne als Mistel bezeichnet werden können, ist allen gemeinsam, daß sie nicht in der Erde, sondern auf Bäumen wachsen. Die am weitesten verbreitete weißbeerige Mistel hat ihren Standort in Europa, aus ihr werden die Medikamente hergestellt, die heute gegen Krebs eingesetzt werden.

Die Mistel wächst auf Laubbäumen, auch auf Kiefern oder auf Tannen. Die Laubbaum-Mistel bevorzugt Apfelbaum und Pappel, sie wächst aber auch auf Ahorn, Birke, Linde, Robinie, Weide, Weißdorn, Mandel und auf Eichen, vor allem in Frankreich - sie ist aber heutzutage auch dort nur noch sehr selten aufzufinden.

Auf Buchen wächst keine Mistel, der Grund dafür ist nicht bekannt.

Die Mistel zeigt in fast allen Merkmalen zu einer normalen Pflanze wesentliche Unterschiede:

- Sie wächst nicht in der Erde, sondern auf Bäumen.

- Sie hat keine Wurzeln, sondern einen Senker, mit dem sie sich im Holz des Wirtsbaums verankert. Mit dem Senker nimmt die Mistel Wasser und Mineralien auf. Die Mistel betreibt mit dem grünen Farbstoff - Chlorophyll - mit Hilfe des Sonnenlichts Fotosynthese. Sie wäre also selbst in der Lage, organische Nährstoffe herzustellen und gilt deshalb als Halbschmarotzer.

- In Wachstum und Fruchtreife verhält sich die Mistel entgegengesetzt. Im Winter durchläuft die Mistel einen Wachstums- und Regenerationsschub, im Sommer und Herbst ruht sie. Die Mistel blüht im Februar und trägt im November und Dezember Früchte.

- Mistelblätter besitzen keine ausgeprägte Ober- und Unterseite und richten sich nicht nach der Sonne aus.

- Die Mistel ist immergrün und die Blätter bleiben im Durchschnitt eineinhalb Jahre am Mistelbusch.

- Die Mistel wächst extrem langsam. Nach dem Keimen, während andere Pflanzen viele Blätter treiben, bildet die keimende Mistel zwei kleine Blättchen aus.

- Erst nach fünf bis sieben Jahren bilden sich die ersten Blüten.

- Die Mistel wächst in alle Himmelsrichtungen, auch nach unten, unabhängig von Licht und Schwerkraft (17).

-

Die Inhaltsstoffe der Mistel

Der Gesamtextrakt aus Mistelpflanzen - aus Stengeln, Blättern, Beeren - enthält ein reichhaltiges Gemisch an Inhaltsstoffen:

- Er enthält über 600 verschiedene Eiweißstoffe (Proteine, z.B. Arginin). Das Proteinmuster hängt vom Wirtsbaum ab und ebenso vom Geschlecht der Mistel. Männliche Mistelbüsche haben ein anderes Proteinmuster als weibliche, und dasjenige einer Apfelbaummistel unterscheidet sich von dem einer Kiefer-, Tannen-, Pappel- oder Eichenmistel.

- Im Gesamtextrakt sind über 20 verschiedene Mistel-Lektine enthalten, das sind zuckerhaltige Eiweißstoffe (Glykoproteine). Lektine regen vor allem den Selbstmord der Zellen (Apoptose) an. Apoptose ist in allen gesunden Zellen möglich und nötig. Ständig werden neue Zellen produziert, alte sterben ab. Zwischen Zelltod und Zellteilung besteht ein Gleichgewicht. Krebszellen haben diese Fähigkeit verloren und vermehren sich ungehindert. Lektine sind in der Lage, die Fähigkeit zur Apoptose in Krebszellen anzuregen und dadurch das Tumor-Wachstum zu regulieren.

- Über sechs verschiedene Viscotoxine, die neben den Lektinen zu den arzneilich wirksamen Bestandteilen der Mistel gehören, befinden sich im Extrakt.

- Er enthält mehr als 1 000 verschiedene Enzyme.

- Mistel-Extrakt weist eine besonders hohe Konzentration an Desoxyribonukleinsäuren (DNA) auf, den Baustein der Erbsubstanz. Keine andere Pflanze ist so reich an DNA wie die Mistel.

- Ebenso ungewöhnlich hoch ist der Gehalt an Thiolen, z.B. Glutathion. Das sind schwefelreiche Verbindungen, die in der Mistel 1 000 mal höher konzentriert sind als in anderen Pflanzen.

- Über zehn verschiedene Fette (Lipide), darunter Triglyzeride und Wachse, sowie Membranlipide, sind im Gesamtextrakt enthalten.

- Er beinhaltet mehr als vier verschiedene Phytosterole.

- Es befinden sich über 20 verschiedene Flavonoide darin, z.B. Quercetin, das sind gelbe, rote oder blaue Pflanzenfarbstoffe.

- Mistelextrakt weist über 15 verschiedene Phenylpropane sowie zahlreiche weitere Inhaltsstoffe auf, die hier nicht näher aufgeführt werden müssen. An Mineralien enthält die Mistel besonders viel Kalium und Phosphat.

Der Anteil aller Inhaltsstoffe schwankt im Jahresverlauf. Ausserdem sind sie nicht überall in der Mistelpflanze gleich verteilt. Manche reichern sich in Stengel und Blättern an, andere in der Blüte oder in den Beeren bzw. in der weiblichen oder männlichen Pflanze.(16)

Die Wirkung der Mistel-Lektine auf das Immunsytem

Um die Wirkung der Mistel-Lektine auf das Immunsystem richtig einschätzen zu können, muß erst einmal klar sein, welche Funktionen die einzelnen Immunzellen haben. Die meisten dieser Zellen entwickeln sich aus Stammzellen des Knochenmarks - den "Müttern" aller blutbildenden und Immunzellen - und haben folgende Aufgaben:

- Makrophagen sind Freßzellen, die überwiegend in Gewebe und Lymphe enthalten sind. Sie haben auch die Aufgabe, fremde Stoffe (Antigene) zu verarbeiten und den T-Lymphozyten zur Erkennung zu präsentieren (Antigenpräsentierende Zellen).

- Granulozyten sind Freß- und Abwehrzellen. Sie teilen sich in drei Untergruppen: Neutrophile, Eosinophile und Basophile (Mastzellen). Eosinophile wehren vor allem Parasiten ab, Neutrophile fressen Bakterien, Viren und Pilze im Blut. Mastzellen schütten entzündungsfördernde Substanzen aus, was sich vor allem bei Allergien bemerkbar macht.

- B-Lymphozyten sind in Knochenmark und Lymphdrüsen vorhanden. Sie entwickeln sich zu Plasmazellen, die spezielle Antikörper herstellen können (z.B. gegen Mistel-Lektin).

- Zu den T-Zellen gehören T-Helferzellen, T-Suppressorzellen und zytotoxische T-Killerzellen. Die Aufgabe der T-Helferzellen besteht darin, fremde Stoffe (Antigene) zu erkennen und als Folge davon B-Zellen und Killerzellen zu aktivieren. T-Gedächtniszellen sind besonders langlebige T-Helferzellen. T-Suppressorzellen bremsen die Reaktion des Immunsystems und hemmen die Ausschüttung von speziellen Boten-stoffen (Lymphokinen). Zytotoxische T-Zellen indentifizieren und zerstören virushaltige und wohl auch Tumorzellen.

- Ähnliche Aufgaben wie die zytotoxischen T-Zellen haben auch die Natürlichen Killerzellen (NK-Zellen).

Mistel-Lektine können alle diese Zellen beeinflussen, ihre Vermehrung anregen oder die Zellen selbst aktivieren, das heißt, ihre Funktion verbessern. Das versteht man unter "Immunmodulation".

Bisher weiß man nur ungefähr, was abläuft, wenn Mistelgesamtextrakt in den Körper gespritzt wird: Die Granulozyten und Makrophagen reagieren als erste und nehmen das fremde Pflanzeneiweiß auf. Sie verdauen es und präsentieren es den anderen Immunzellen, vornehmlich den T- und B-Zellen. Dabei werden Zytokine als Botenstoffe freigesetzt, die eine Entzündungsreaktion hervorrufen (daher die Rötung an der Einstichstelle der Mistelspritze). Die T-Helferzellen nehmen die Information auf. Daraufhin bilden die B-Zellen Antikörper gegen Mistel-Lektin.

Alle diese Wirkungen sind überwiegend bei experimentellen Versuchen im Labor gefunden worden. Unklar ist, welche Konsequenzen diese Vorgänge konkret für die Kompetenz und Schlagkraft des Immunsystems haben.

Im einzelnen sind folgende Wirkungen bekannt:

- Die natürlichen Killerzellen werden aktiviert.

- Es wird vermehrt makrophagen-stimulierender Faktor freigesetzt, was dazu führt, daß vorher ruhende Makrophagen aktiv werden.

- Die Phagozytose-Aktivität der Granulozyten nimmt zu. Das bedeutet: die Granulozyten fressen vermehrt Bakterien, Viren und Pilze.

- Die zytotoxische Aktivität der weißen Blutkörperchen (Leukozyten) nimmt zu. Folge: die Blutzellen greifen vermehrt fremde Zellen an, möglicherweise auch Tumorzellen.

- Mistel-Lektin I bindet stärker an B- und T-Zellen als Mistel-Lektin III. Das sagt allerdings wenig aus, weil es nicht dazu führt, daß Mistel-Lektin I stärker wirkt.

- Das Immunsystem produziert verstärkt entzündungsfördernde Botenstoffe (Zytokine) wie Tumornekrose-Faktor (TNF) sowie Interleukin-1 und -6. Diese Botenstoffe sind wichtig, damit die Immunzellen über haupt funktionieren.

- Es werden vermehrt beta-Endorphine gebildet. Das sind körpereigene Opiate, die das Schmerzempfinden herabsetzen. Sind viele Endorphine vorhanden, lassen Schmerzen nach und werden erträglicher. Möglicherweise beruht darauf die Beobachtung, daß viele Krebspatienten während einer Mistel-Therapie weniger und seltener Schmerzen haben. Auch das deutliche Wärmegefühl geht auf die Wirkung der Endorphine zurück.

Anwendungsmethoden der Mistel (19 - 27)

Normalerweise werden die Mistel-Präparate unter die Haut gespritzt, diese Spritztechnik kann vom Patienten selber erlernt werden. Die andere Anwendungsmöglichkeit ist die Mistel-Infusion als Hochdosis. Diese sollte aber nur von einem erfahrenen Therapeuten durchgeführt werden. (18) Für die bei uns in der Praxis durchgeführte Hochdosis-Infusionstherapie wird das Präparat Vysorel (in Österreich Isorel) eingesetzt.

Dieses Präparat kann selbstverständlich auch vom Patienten zur subkutanen Eigeninjektionstherapie verwendet werden.

Bei der Hochdosistherapie mit Vysorel / Isorel werden anfangs zwei Ampullen à 60 mg in 250 ml physiologischer Kochsalzlösung verwandt. Die Steigerung erfolgt mit je zwei weiteren Ampullen bis zu einer Gesamtmenge von ca. fünfundzwanzig Ampullen. Danach Dosis-Reduktion in gleichen Schritten; Infusionsdauer beträgt 90 bis 120 Minuten.

Während bei den subkutanen Injektionen eine eher sanfte Stimulierung des Immunsystems erfolgt, wird mit der Hochdosistherapie eine sozusagen "biologische Chemotherapie" durchgeführt.

Im Gegensatz zu der konventionellen Chemotherapie, bei der neben den Krebszellen auch körpereigene Abwehrzellen zerstört werden, werden bei der Hochdosis-Misteltherapie die T-Lymphozyten durch Mistel-Lektine zu tumorspezifischen Killerzellen transformiert.

VITAMIN C - bekannt, aber verkannt

Obwohl bereits in den siebziger Jahren von Cameron und Linus Pauling die positive Wirkung von Vitamin C bei Tumor-Patienten publiziert wurde, hat es in der konventionellen Tumortherapie noch keinen Eingang gefunden, zum Nachteil der Patienten. Die Argumentation, daß Vitamin C bei einer Hochdosierung ausgeschieden würde, stimmt nur zum Teil. Bei oraler Gabe von 1 Gramm Vitamin C werden ca. 75 % resorbiert, während es bei 12 Gramm nur noch 16 % sind. Dementsprechend wird bei der Hochdosis-Vitamin-C-Therapie bei Tumor-Patienten das Vitamin C intravenös verabreicht. Ebenso ist die Behauptung, Vitamin C würde Nierensteine verursachen, falsch. Nur bei Vorliegen einer genetisch bedingten Überproduktion von Oxalsäure kann Vitamin C in Hochdosis die Oxalsteinbildung begünstigen.

Um die Wirkung von Vitamin C besser beurteilen zu können, ist die Betrachtung der Wirkweise des Vitamin C im menschlichen Organismus notwendig. Vitamin C ist für den Menschen ein essentieller Nahrungsbestandteil, d.h., der menschliche Organismus kann Vitamin C selbst nicht herstellen. Fast alle pflanzlichen und tierischen Lebewesen können Ascorbinsäure (Vitamin C) aufbauen. Der Mensch hat neben den Primaten und den Meerschweinchen im Laufe der Entwicklungsgeschichte diese Fähigkeit verloren.

Die Ascorbinsäure stellt ein chemisches Redoxsystem dar, welches für die Energiegewinnung notwendig ist. Viele enzymatische Prozesse im Intermediär-Stoffwechsel, wie die Synthese von Adrenalin, Nor-Adrenalin und Cortison, sowie Cholesterin-Aufbau und Collagen-Synthese sind auf Vitamin C angewiesen.

Ebenso ist Ascorbinsäure an der Ausreifung der roten Blutkörperchen, sowie an der Verwertung des Eisens, der Entgiftung in den Leberzellen, der Immunmodulation und vielen weiteren Funktionen im Organismus beteiligt.

Zusammenfassend sollen die wichtigsten Funktionen etwas näher ausgeleuchtet werden, und dadurch die Notwendigkeit in der Tumor-Therapie unterstrichen werden. Nebenbei sei bemerkt, daß Vitamin C, wie es sich aus der folgenden Zusammenfassung ergibt, selbstverständlich auch bei den meisten anderen Krankheitsbildern sehr positiven Einfluß erkennen läßt: (34-49)

Aktivierung der Leukozyten

Zur Entfaltung ihrer Freßaktivitäten benötigen Leukozyten (weiße Blutkörperchen) Ascorbinsäure. Bei Fehlen von Ascorbinsäure ist die Beweglichkeit und die Freßaktivität der Leukozyten erheblich eingeschränkt. Krebspatienten weisen stets einen erheblichen Mangel an Vitamin C auf.

Aktivierung des Immunglobulin-Systems

Immunglobuline sind Antikörper, man kann sie auch als Granatwerfer der körpereigenen Abwehr bezeichnen. Bei Verabreichung von hohen Vitamin C-Dosen kommt es zu einer Zunahme der Immunglobulin-Synthese und damit zu einer Steigerung der körpereigenen Abwehr.

Aktivierung des Komplement-Systems

Bei diesem System handelt es sich um Eiweißstoffe, deren Hauptaufgabe in der Vernichtung von Fremdstoffen im Organismus besteht. Wichtige Aufgaben bestehen in der Aktivierung der Phagozytose (der Freßaktivität), in der Auflösung von Fremdzellen und in der Opsonierung (Anheftung) von Fremdzellen, die dann von der körpereigenen Abwehr vernichtet werden können.

Aktivierung der Interferon-Synthese

Interferone sind Eiweiße, die eine Vielzahl immunregulatorischer Wirkungen zeigen. Linus Pauling hat nachgewiesen, daß die Verabreichung von hohen Vitamin C-Dosen die Produktion von körpereigenen Interferonen aktiviert. Interferone spielen bei der Behandlung von Krebs und Infektionskrankheiten eine bedeutende Rolle.

Stimulierung der Prostaglandin-Synthese

Prostaglandine sind an der Regulierung des Herz-Kreislauf-Systems, der Drüsenfunktion und des Immunsystems beteiligt.

Vitamin C als Anti-Oxydans

Eine wesentliche Eigenschaft der körpereigenen Abwehr ist es z.B. karzinogene Substanzen zu oxydieren und damit unschädlich zu machen. Ein Anti-Oxydans läßt sich mit einem Anti-Rostschutzmittel vergleichen, Vitamin C gehört mit zu den stärksten Anti-Oxydantien.

Auch der Raucher, der eine Unmenge von oxydativen Substanzen über den Rauch aufnimmt, ist auf die Entgiftung durch Vitamin C angewiesen, da jede Zigarette bis zu 40 mg Vitamin C verbraucht.

In Folge von Überdüngung der Felder, Konservierung der Lebensmittel, Einsatz von Nitratsalzen bei der Wurstherstellung, kommt es im Verdauungsapparat und durch Bakterien zur Bildung von Nitrosaminen, die unisono als karzinogen einzustufen sind. Ascorbinsäure ist in der Lage die Freisetzung zu verhindern.

Weiterhin ist Vitamin C für die Ausschwemmung von Schwermetallen, wie z.B. Blei, Quecksilber (aus Amalgamfüllungen), Cadmium und anderen Schwermetallen zuständig. Als Anti-Oxydans schützt Vitamin C auch andere Substanzen, wie z.B. Vitamin E, welches selbst ein wichtiges Anti-Oxydans darstellt. Vitamin C und E sind in der Lage, bei ausreichender Menge, sich gegenseitig wieder aufzuladen.

Ascorbinsäure gilt als der effektivste Radikalenfänger, wobei freie Radikale äußerst reaktive Moleküle darstellen, die in der Lage sind, die Zelle zu schädigen.

Vitamin C als Grundbaustein von Kollagen

Das Bindegewebe als Muttersubstanz für Muskeln, Knochen und Sehnen besteht zu einem großen Teil aus Kollagen. Eine Unterversorgung mit Vitamin C verhindert die Umsetzung der Aminosäure Prolin in Hydroxy-Prolin, dem Baustein des Kollagens. Die Auswirkungen dieser Kollagenschwächen sind als Skorbut hinlänglich bekannt. Kollagen ist somit zum Aufbau der Knochen, der Muskulatur und der Blutgefäße erforderlich.

Das Bindegewebe gilt als sogenannte Transitstrecke, wobei sämtliche immunkompetenten Regulationen über das Bindegewebe erfolgen. Somit ist ein intaktes und funktionsfähiges Immunsystem von der Qualität des Bindegewebes abhängig.

Senkung des LDL-Cholesterins

Ascorbinsäure gilt als natürliches Mittel um den Cholesterinabbau in der Leber zu aktivieren und dadurch den Cholesterinspiegel im Blut zu senken. Ascorbinsäure steigert die HDL-Fraktion des Cholesterins, also den Anteil, der Arteriosklerose und somit Belastung von Herz, Kreislauf und Gefäßsystem verhindert und senkt gleichzeitig die schädlichen LDL-Fraktionen. Ebenso werden die Blutfette (Triglyceride) durch Vitamin C gesenkt.

Schützt Gefäße

Forscher der University of North Carolina und des University of Texas Health Science Center konnten nachweisen, daß Mangel an Vitamin C Blutgefäße schädigt. Bei dieser Untersuchung wurden spezielle Mäuse verwendet, bei denen das Gen, welches für die Vitamin C-Synthese zuständig ist, inaktiviert. Menschen besitzen dieses Gen nicht, können deshalb auch kein Vitamin C selbst produzieren und es muß dementsprechend über die Nahrung zugeführt werden.

Die Mäuse erhielten ein Futter, das kein Vitamin C enthielt, sodaß der Vitamin C-Spiegel im Blut innerhalb zwei Wochen auf 10 % des normalen Wertes sank.

Dabei zeigte sich eine Erhöhung des Cholesterinspiegels, wobei jedoch der Anteil des guten HDL-Cholesterins, das die Schutzwirkung auf die Blutgefäße hat, deutlich absank. Besonders drastisch wirkte sich der Mangel an der Hauptschlagader Aorta aus, es waren Risse zu sehen und gleichzeitig kam es zu Wucherungen und Abschuppung von Zellen an den Gefäßinnenwänden.

Weiterhin können Schäden an den Zellmembranen oder am Erbmaterial auftreten und Krankheiten wie Arteriosklerose und auch Krebs begünstigen. (76)

Aktivierung der Nebennierenrinden-Hormon-Produktion

Adrenalin und Cortisol werden in der Nebenniere zur Bewältigung von Stress-Situationen produziert. Bei andauernden Stress-Situationen kommt es zu einer Erschöpfung dieser Hormone und eine körperliche Schädigung ist die Folge. Ascorbinsäure schützt die Nebenniere vor einem zu schnellen Erschöpfungszustand.

Regulierung des Histamin-Haushaltes

Histamin wird u.a. vor allem bei Allergikern erhöht ausgeschüttet und sorgt für die allergische Reaktion. Vitamin C ist in der Lage, den Histamingehalt zu regulieren und herabzusetzen.

Aufbau von Carnitin

Carnitin wird in der Leber aus den Aminosäuren Lysin und Metionin aufgebaut und ist insbesondere für den Energiestoffwechsel von grundlegender Bedeutung. Die grandiosen Leistungen der Zugvögel sind nur dank eines ausreichend hohen Carnitinspiegels möglich. Carnitin unterstützt die Fettoxydation und wird deswegen zum einen auch bei Reduktionsdiäten eingesetzt, ist aber, da das Herz in der Hauptsache auf Fettoxydation angewiesen ist, auch bei Herzerkrankungen eingesetzt. Insbesondere die immunkompetenten Zellen sind auf die Energiegewinnung durch Carnitin angewiesen. Vitamin C ist maßgeblich an der Bio-Synthese des Carnitins beteiligt. Bei Vitamin-C-Mangel ist als Folge mit einem erheblichen Carnitin-Mangel zu rechnen, was wiederum Leistungsabfall und zunehmende Müdigkeit nach sich zieht.

Weitere günstige Eigenschaften von Vitamin C

Bösartige Tumoren produzieren verstärkt Hyaluronidase, dadurch wird die Ausbreitung des Tumors in gesundes Gewebe ermöglicht. Durch Zufuhr von Vitamin C wird die Festigung des Bindegewebes erreicht und gleichzeitig die Hyaluronidase-Produktion reduziert und somit ein Vordringen der Krebszellen und Ausbreitung von Metastasen verhindert.

Vitamin C ist auch in der Lage, bei Metastasen vor allem im Skelett-System die Schmerzen wesentlich zu lindern.

Tumorbehandlung mit hochdosierten Vitamin-C-Infusionen

Der Einsatz von Vitamin C ist aufgrund seiner umfassenden Wirkung im Organismus für die Tumorbehandlung unerläßlich. Die Behandlung kann sowohl schon präoperativ wie auch postoperativ erfolgen. Die Behandlung mit Vitamin C ist nicht als Einzelbehandlung zu sehen, sondern immer eingebunden in die ganzheitliche Krebstherapie. Die nachfolgende Tabelle stellt einen möglichen Behandlungsvorschlag dar.

Wochentag	1. Woche	2. Woche	3. Woche	4. Woche
Montag	50 ml physiol. NaCl-Lsg. plus 1 x Vitamin C Injektopas® Pause	250 ml physiol. NaCl-Lsg. plus 4 x Vitamin C Injektopas® Pause	500 ml physiol. NaCl-Lsg. plus 5 x Vitamin C Injektopas® Pause	500 ml physiol. NaCl-Lsg. plus 6 x Vitamin C Injektopas® Pause
Mittwoch	100 ml physiol. NaCl-Lsg. plus 2 x Vitamin C	250 ml. physiol. NaCl-Lsg. plus 4 x Vitamin C	500 ml physiol. NaCl-Lsg. plus 5 x Vitamin C	500 ml physiol. NaCl-Lsg. plus 6 x Vitamin C
Donnerstag	Pause	Pause	Pause	Pause
Freitag	200 ml physiol. NaCl-Lsg. plus 3 x Vitamin C	250 ml physiol. NaCl-Lsg. plus 4 x Vitamin C	500 ml physiol. NaCl-Lsg. plus 5 x Vitamin C	500 ml physiol. NaCl-Lsg. plus 6 x Vitamin C
Samstag	Pause	Pause	Pause	Pause
Sonntag	Pause	Pause	Pause	Pause

Je nach Schwere des Falles können die Infusionen bis zu 75 Gramm Vitamin C Injektopas® enthalten. Ab der fünften Woche sind zwei Infusionen erforderlich und ab der sechsten / siebten Woche eine Infusion mit einer langsamen Reduzierung der Vitamin-Dosis.

Vitamin C - Art der Anwendung

Die perorale Aufnahme von Ascorbinsäure wird u.a. durch die Magenverträglichkeit und das Resorptionsvermögen begrenzt. Bei der Zufuhr von 1g Vitamin C werden ca. 75 % resorbiert, während der Organismus bei einer Dosis in Höhe von 12 g nur 16 % aufnimmt. Bei der Hochdosistherapie zeigt sich deshalb die intravenöse Gabe der peroralen überlegen. Die peripher-venöse Infusion ist auf Lösungen mit einer Osmolalität bis ca. 800 m Osmol/kg begrenzt. Vitamin C-Injektopas® 7,5 g/ 50 ml besitzt eine Osmolalität von ca. 1600 m Osmol. Zur Herstellung einer optimal verträglichen Infusionslösung (< 800 mOsmol) bietet sich eine Verdünnung mit einer geeigneten Trägerlösung wie z.B. isotonische Kochsalzlösung (0,9 %ige NaCl-Lösung), Ringerlösung oder Glucose 5 %-Lösung an. (34 - 49)

Vitamin C-Injektopas® 7,5 g/50 ml 1 Teil	+ Isotonische Koch-Salzlösung + 2 Teile

Vitamin C-Injektopas® 7,5 g/ 50 ml	Isotonische Kochsalzlösung
50 ml (=7,5 g Vitamin C)	100 ml
100 ml (= 15 g Vitamin C)	200 ml

ERNÄHRUNG - Spiegel des Immunsystems

Sprichwörter wollen Interesse wecken und Aufmerksamkeit erregen, sie geben aber auch Information und es steckt eine tiefergehende Wahrheit dahinter. Im alten Ägypten hieß es:

Der Mensch lebt von einem Viertel dessen, was er ißt, und von dem Rest leben die Ärzte.

Oder:

Es ißt sich mancher den Tod an Honigkuchen und Zuckerbrot.

In der konventionellen Tumor-Therapie herrscht nach wie vor strengster Nihilismus. Meist wird die Frage der Patienten, ob sie an der Ernährung etwas ändern sollten, mit nein beantwortet. "Essen und trinken Sie wie bisher weiter, es hat keinen Einfluß auf Ihre Erkrankung."

So bleibt die Frage offen, wo die studierten Ökotrophologen und Ernährungswissenschaftler ihr Wissen in die Tat umsetzen dürfen. In der Klinik anscheinend nicht. Ist es wirklich nur so dahergeredet, wenn es heißt:

"Sage mir was du ißt, und ich sage dir, wer du bist"?

Für einen guten Arzt lassen sich anhand der Eßgewohnheiten schon Krankheitsbilder erkennen und durch Ernährungsumstellung Heilungen einleiten.

Sind nicht insbesondere die Kinder mit einem Zuviel an Süßigkeiten, an Fastfood und Bubble-Getränken wie Cola, Fanta, Bluna usw. mit zunehmenden Allergien, Infektionsanfälligkeiten und psychischen Auffälligkeiten ein Spiegelbild der Ernährungssituation? Geografische Studien, die an Japanern, die nach Amerika ausgewandert sind, durchgeführt wurden, zeigen die gehäufte Entstehung von colorektalem Karzinom (Darmkrebs). Im Gegensatz zu der faserreichen (Gemüse) Kost in Japan, war die krebsbegünstigende Kost in Amerika faserarm und reich an tierischen Fetten und rotem Fleisch. Neben einer Kostumstellung hat sich die Zufuhr von Vitamin A und Vitamin C als vorbeugende Maßnahme herausgestellt.

Die Argumentation, was den Darm betrifft, kann beispielsweise nicht eine Brustkrebserkrankung betreffen, ist falsch.

Da unser Immunsystem zu 80 % im Darm lokalisiert ist, hat die Ernährung einen grundlegend immunregulatorischen Einfluß.

Die Bedeutung der Darmflora

Die Programmierung unseres Immunsystems steht in Relation zu unserer Körperoberfläche. Die Hautoberfläche beträgt 2 qm, die Lungenoberfläche 80 qm und die gesamte Darmoberfläche beträgt 300 - 400 qm. Die gesamte Darmschleimhaut ist von Bakterien bewohnt, welche von grundlegender Bedeutung für unser Immunsystem sind. Neben der Erfüllung ihrer Abwehraufgabe produzieren diese Darmbakterien auch Vitamine wie:

> Vit. K 2, Folsäure, Lactoflavin, Pyridoxal, Panthothensäure, Nikotinsäure und Vitamin B 12.

Man unterscheidet die Hauptflora (nützliche Bakterien), Begleitflora (normalerweise nützliche Bakterien, können aber entarten), Restflora (pathogene und schädliche Keime). Den ersten Kontakt mit Bakterien bekommt das Neugeborene über die Vaginalflora seiner Mutter und aus der unmittelbaren Umgebung.

Die Zusammensetzung der Darmflora bzw. das Gleichgewicht innerhalb der Mikrofloren ist in gewissen Grenzen labil. Darüber hinaus ist die Zusammensetzung der Darmflora von einer ständigen Zufuhr von Mikroorganismen aus der Nahrung abhängig. Dies bestätigen z.B. Untersuchungen an NASA-Astronauten unter simulierten Raumfahrtbedingungen und an immundefekten Säuglingen in steriler Umgebung. So wie jeder Baum einen bestimmten Boden benötigt, um gedeihen zu können, so wachsen die jeweiligen Bakterien auch nur in einem bestimmten ph-Wert (Säurewert) optimal. Das Problem unserer übersäuerten Böden setze ich als bekannt voraus. Nicht anderes geschieht, wenn wir unseren Darm-ph-Wert z.B. durch falsche Ernährung verändern.

Zwei wichtige Bewohner des Dünndarms sind die Bifidusbakterien und der Lactobacillus acidophilus (Milchsäurebakterien, wie sie z.B. in Sauermilchprodukten oder in Bioghurt vorhanden sind). Der Dickdarm wird von Kolibakterien (Escherichia coli) besiedelt. Sie schaffen durch den Verbrauch des Sauerstoffs bei der Milchzuckerspaltung die Voraussetzung für die anaeroben Verhältnisse im Bereich des Darmes, in denen dann die Milchsäurebildung der Bifidus-Gruppe und Lactobazillen-Gruppe gedeihen können. Die von ihnen gebildete Milchsäure ist schon im Dünndarm ein Schutz gegen das Hochwandern unerwünschter Fäulniskeime. Andererseits hält der Lactobazillus durch Vergären von Milchzucker das saure Milieu stabil. Bei Fehlen oder bei Störungen dieses Lactobazillus verschiebt sich der ph-Wert in den alkalischen Bereich mit der Folge, daß die Verdauungsenzyme in ihrer Funktion gestört werden. Jetzt verstehen wir auch, warum Sauermilchprodukte so wichtig sind.

Sämtliche Stoffe, die mit unserer Darmschleimhaut in Berührung kommen, werden als Antigene bezeichnet. Dazu zählen Bakterien, Viren, Gifte, tierische und pflanzliche Stoffe, artfremdes Eiweiß usw. Durch den Kontakt mit diesen Antigenen wird es unserem Organismus ermöglicht, Abwehrstoffe gegen diese Antigene zu produzieren. Die Peyerschen Plaques (Lymphgewebe, das unseren Darm durchzieht), stellen dabei den bevorzugten Resorptionsort für Antigene dar und sind hauptsächlich im unteren Dünndarm lokalisiert. Ein funktionierender Intestinaltrakt bewahrt also den Organismus vor einer Antigen-Überlastung. Unsere weißen Polizeizellen (Lymphozyten) werden nach ihrer Schulung im Darm als Plasmazellen mit höherem Dienstgrad ins Blut entlassen, um dann z.B. in der Nase oder den Bronchien ihren Polizeidienst zu erfüllen.

Wenn wir uns vor Augen halten, daß Untersuchungen bei lediglich 5 %!! der Bevölkerung eine gesunde Darmflora zeigen und 95 %!! Störungen aufweisen, so wird es auch verständlich, warum AIDS als erworbene Immunschwäche ständig an Boden gewinnt.

Ursachen der Darmfloraschädigung können sein:

1. Ernährung (Protein- und Kohlenhydratüberlastung, zuviel Gekochtes)
2. Medikamente (z.B. Antibiotika)
3. Konservierungsmittel, Kunstdünger, Pestizide
4. Candida-Infektionen (Pilzinfektionen)
5. Strahlen

Sie alle sind in der Lage, die Darmflora zu schädigen oder gar vorübergehend auszulöschen. Ein charakteristisches Zeichen des Alterungsprozesses ist der Schwund der Kolibakterien.

Das gilt auch für den umweltbedingten Alterungsprozeß.

Krankheiten wie Bronchitis, Heuschnupfen, Herz-Kreislauferkrankungen, Darmentzündungen, Allergien, Rheuma, Beschwerden der Wirbelsäule, Krebs, Erschöpfung u.v.a. finden nur dann Heilung und Linderung, wenn die Sanierung der Darmflora in den Therapieplan mit einbezogen wird. Aus diesen kurz geschilderten Zusammenhängen können wir ersehen, daß der Darm, bzw. die Darmschleimhaut, eine wichtige Schaltstelle zwischen Gesundheit oder Krankheit darstellt. Eine Aufforstung der

Darmflora erfolgt durch den Verzehr von Sauermilchprodukten wie Buttermilch, Dickmilch, Quark, Bioghurt usw. und den Einsatz eines Präparates (z.B. Biobolan), welches Darmbakterien enthält.

Moderne Ernährung

Um zu wissen, was moderne Ernährung ist, gilt es im Unterschied dazu die Urnahrung zu definieren. Seit jeher versuchen Wissenschaftler anhand von Gebißfunden unsere Urnahrung zu ergründen.

Waren wir in der Hauptsache Jäger oder Sammler, sprich Fleischesser oder Vegetarier - wer will´s ergründen? Wenn Wissenschaftler späterer Generationen von Gebißfunden auf unsere Ernährung schließen wollen, werden sie bei der Qualität unserer Zähne annehmen müssen, wir haben von Säuren und Laugen gelebt.

Vergleicht man reine Fleischfresser mit dem Menschen, so ergibt sich folgendes Bild:

Der Fleischfresser hat spitze Backenzähne und einen recht unbeweglichen Kiefer. Fleischfresser müssen ihr Futter stückweise herunterschlingen, wie man es dem Wolf nachsagt. Die meisten Fleischfresser haben winzige Schneidezähne, die zugunsten der großen Fänge neben diesen zurückgebildet wurden. Menschliche Schneidezähne hingegen sind gute Messer: Sie eignen sich dazu, das Fleisch der Früchte, Gemüsepflanzen und Nüsse zu zerstückeln. Nachdem die Nahrung von den Schneidezähnen vorbereitet wurde, wird sie von den Backenzähnen weiter zermahlen. Unser Mund mit seinen Zähnen, seinem Kieferaufbau und den Speicheldrüsen macht es erforderlich, daß die Nahrung vor dem Schlucken zu einem Brei zerkaut wird. Der Mensch kann seine Speise nicht gefahrlos reißen und herunterschlingen wie ein echter Fleischfresser, ihm fehlen nicht nur die Zähne, Krallen, Körperkräfte und das Laufvermögen der ausschliesslichen Fleischfresser, sondern auch die Körpervorgänge sind entschieden anders.

Der Verdauungskanal eines Fleischfressers ist nur dreimal so lang wie der Rumpf. Da rohes Fleisch sich sofort zu zersetzen beginnt und Giftstoffe abgibt, ist es lebenswichtig für einen Fleischfresser, sein Futter schnell zu verdauen und den Kot sofort auszuscheiden. Das Verdauungssystem des Fleischfressers hat einen kurzen, glatten Darm und gibt genug Salzsäuresekrete ab, um Knochen aufzulösen. Es eignet sich ausgezeichnet für seine Aufgabe. Die unverdauten Fleisch- und Knorpelstücke werden schnell in ihre Bestandteile zerlegt, giftige Reste sofort ausgeschieden.

Das menschliche Verdauungssystem unterscheidet sich wesentlich von dem des Fleischfressers. Unser Darm ist zwölfmal so lang wie der Rumpf, ein langes gewundenes Band, zusammengeschoben und mit Ausstülpungen versehen. Substanzen, die von einem solchen System aufgenommen werden, brauchen ziemlich lange, ehe sie verdaut sind und der Abfall ausgeschieden ist. Das ist gut für Gemüsenahrung mit zähen Fasern und unverdaulicher Zellulose, die viel Zeit zur Zersetzung braucht. Bei Fleisch und anderen an Rückständen armen Speisen ist diese Art der Verdauung fragwürdig (deshalb wird so viel von faserreicher Diät gesprochen).

Es bestehen noch andere Unterschiede. Urin und Speichel des Fleischfressers sind sauer, bei uns sind diese Substanzen basisch. Unser Speichel enthält Ptyalin, das Enzym zur Vorverdauung der Stärke. Da Fleischfresser keine Stärke aufnehmen, brauchen sie kein Ptyalin und produzieren es auch nicht.

Ein weiterer Unterschied besteht darin, daß Fleischfresser nicht schwitzen. Sie regulieren ihre Körpertemperatur durch Atmen und Hecheln, wobei sie in den Lungen heiße Luft gegen kalte austauschen. Menschen und pflanzenfressende Tiere schwitzen durch Poren, mit denen sie verschiedene Schlacken ausscheiden. Da Fleischfresser nicht schwitzen können, scheiden sie Abfallstoffe durch den Urin aus, - und noch etwas: Fleischfresser trinken durch Schlecken mit der Zunge. Menschen und Pflanzenfresser nehmen Wasser durch Saugen auf. (102)

Modern sein heißt: aktuell, zeitgemäß - ist aber auch mit einem baldigen Verfalldatum versehen.

Es stellt sich die Frage, kann eine Ernährung, die sich im Laufe von Jahrtausenden herausgebildet und ein Überleben in der Evolution garantiert hat, modernisiert werden? Moderne Ernährung betrifft zuerst die Menschen der "sogenannten ersten Welt".

Ernährung und Krebs

Eine gesunde Ernährung ist eine möglichst naturbelassene Ernährung. Je weniger fabrikmäßig entwertet die Nahrungsmittel sind, desto mehr Vitalstoffe, die für eine Krebsabwehr notwendig sind, enthalten sie.

Da sich die meisten Menschen von qualitativ minderwertiger Nahrung, weil meist zerkocht, ernähren, wird auch die Leistung der Immunabwehr, die auf qualitativ hochwertige Bausteine angewiesen ist, vermindert. Da unsere Abwehrleistung auch von der Qualität unserer Darmflora, die wiederum ernährungsabhängig ist, bestimmt wird, muß das Augenmerk beim Krebskranken besonders auf die Ernährung gerichtet sein.

Die Borniertheit mancher Ärzte gibt nicht nur Anlaß zum Staunen, sondern läßt schmerzhaft das Brett vor ihrem Kopf spüren, wenn sie ihren Krebspatienten raten, ihre bisherige Ernährungsweise beizubehalten. Da bei einem Krebskranken die körpereigene Abwehr gestört ist, ein wesentlicher Teil dieser Abwehr aber im Darm programmiert wird, liegt hier der Schlüssel zur Steigerung der Immunität.

Krebs ist keine akute Erkrankung wie Grippe. Der Tumor stellt nur den sichtbaren Beweis eines meist mehrjährigen, verlorenen Abwehrkampfes dar. Dementsprechend gilt es, die Abwehrorgane, sprich vor allem den Darm, nicht zu überfordern. Das erste Gebot lautet somit, wenig aber oft essen.

Sollte ein Patient am Appetitlosigkeit leiden, so soll er sich zwingen, alle 15 Minuten einen Eßlöffel Körnerbrei oder sostiges zu essen. Bei Wiedererwachen des Appetits sollen kleine Mahlzeiten beibehalten werden.

Die Ernährung des Krebskranken, das gilt letztlich auch für Aids, zielt darauf ab, Entgleisungen des Zellstoffwechsels (Zitronensäure-Zyklus, Mitochondrien usw.) zu beheben, bzw. zu verbessern. Wenden wir uns zunächst dem Eiweiß zu. Zu Anfang ist jedes tierische Eiweiß in Fleisch- oder Wurstform für mindestens drei Monate verboten. Da jeder Krebskranke eine gestörte Darmflora hat, führt tierisches Eiweiß zu Fäulnisprozessen im Darm, vermindert die Abwehr und belastet die Leber.

Ersatz bieten Milcheiweiß und Sojaeiweiß, die auch als Trinkampullen erhältlich sind. Führen wir die benötigte Milcheiweißmenge in Form von Sauermilch zu, so haben wir in dieser zwar vorverdaute Milch, was eine große Rolle spielt, da es einen Krebskranken ohne Ausfall von Salzsäureproduktion nicht gibt. Es bleibt aber die erhebliche Flüssigkeitsbelastung, wenn wir die notwendige Eiweißmenge durch Zufuhr von saurer Milch einhalten wollen. Daher bleibt uns eine diätetische Möglichkeit der Eiweißzufuhr, nämlich die, aus der Sauermilch durch Ausfällung den Quark zu gewinnen, daneben wird in unserer Praxis das Präparat SUPERBOLAN als Trinkampullen eingesetzt (enthält alle 20 Aminosäuren).

Quark hat zur Abdeckung des notwendigen Eiweißbedarfs folgende Vorteile:

1. Der Quark beeinflußt das Säure-pH im Magen günstig, was in all jenen Fällen ein Plus darstellt, in denen die Salzsäureproduktion wie bei Geschwulstkranken herabgesetzt ist.

2. Das Eiweiß des Quarks ist vorverdautes Eiweiß.

3. Die im Quark enthaltene große Menge Milchsäure unterdrückt die Eiweißfäulnis im Darm und entlastet damit die Entgiftungsfunktion der Leber.

4. Das Milcheiweiß ist hochwertiges Eiweiß von der gleichen Qualität wie die besten Eiweißarten.

5. Von allen in der diätetischen Praxis bekannten Eiweißarten ist das gesäuerte Milcheiweiß das am wenigsten durch den Erhitzungsprozeß geschädigte Eiweiß.

6. Es besteht die Möglichkeit, den Quark als Magermilchquark, also ohne tierische Fette und somit cholesterinfrei zu geben.

Es muß aber auf einen Nachteil des Quarks hingewiesen werden, der auch mir längere Zeit entgangen ist:

Der Quark entsteht ja dadurch, daß man aus der Sauermilch die Molke ausscheidet. Und da man vorher durch Zentrifugieren die Fette abgeschieden hat, enhält der Quark einen wichtigen Bestandteil nicht oder in nur geringer Menge, nämlich die für die Leberfunktion wichtige Orotsäure.

Versucht man, den Eiweißbedarf durch Magermilchquark abzudecken, so zeigt die Verlaufsdiagnose Schwierigkeiten im Aufforsten der Albuminfrakionen, wenn man nicht gleichzeitig Molke und Buttermilch in genügender Menge wieder in die Ernährung einführt.

Beide Bestandteile können als Grundlage zur Vermischung von Fruchtsäften und zur Herstellung von Suppen und Saucen verwendet werden.

Wählt man für die Ernährung des Krebskranken den Magermilchquark in seinen unendlich vielen diätetischen Abstufungen und berücksichtigt das eben Gesagte, so ist der Erfolg derart überzeugend, daß jeder, der die unterschiedliche diätetische Behandlung mitbeobachten kann, nicht mehr in Versuchung geraten wird, Krebskranke kräftig mit Fleisch zu ernähren. Man mache sich doch immer wieder klar, daß die Eiweißzufuhr in der Form des Quarks die Fäulnis im Darm unterdrückt, während die Zufuhr von ungeeignetem tierischem Muskel- und Organeiweiß Fäulniszustände im Darm unterhält. Auf der anderen Seite halte ich es für fragwürdig, einen Krebskranken dauernd zum Vegetarier zu machen, das heißt, das tierische Muskel- und Organeiweiß für immer völlig auszuschalten.

Eine ungeeignete vegetarische Kost, also eine, die ungenügende Eiweißzufuhr aufweist, offenbart sich bei der Elektrophorese. Praktisch sicherer ist es, später bis zu drei kleinere Fleischmahlzeiten pro Woche zuzulassen, wobei jedoch folgendes ausfällt:

Jede Wurst, jede Marinade, jedes geräucherte Fleisch, jedes dunkel gebräunte Pfannengericht, jedes Schweinefleisch und ebenso Karpfen, Aale, sowie Enten und Gänse als Masttiere.

Wir brauchen unbedingt 0,8 - 1,0 g vollwertiges Eiweiß täglich pro Kilogramm Körpergewicht, um den Fermenthaushalt beim Krebskranken wieder in ein Gleichgewicht zu bekommen. Bedenken wir doch, daß das Eiweiß nicht nur Ersatz für die Zellerneuerung ist, sondern daß vom zugeführten Eiweiß fast 60% für die Fermentbildung verbraucht werden. Vollwertigkeit, Leichtverdaulichkeit und genügende Zufuhr des Eiweißes sprechen eindeutig für die Verwendung des Magermilchquarks und SUPERBOLAN. (100, 101)

Masttiere sind kranke Tiere und dementsprechend qualitativ minderwertig. Vor allem Tiere, die unter qualvollen, artungerechten Verhältnissen in Fleischfabriken ihr medikamentengestütztes Leben verbringen müssen, vererben uns ihre Qualen. Denn das, was wir ihnen antun, essen wir mit.

Kohlenhydrate

Um den Kohlenhydratstoffwechsel in Ordnung zu bringen, sind schnell resorbierbare Kohlenhydrate, sprich Zucker!!, auch Traubenzucker verboten.

Erlaubt sind Fruchtzucker (30 - 40 g/Tag) und Honig (zu Anfang nicht mehr als 10 g/Tag) und Milchzucker (süßt nicht) zum Aufbau der Darmflora. Weißmehlprodukte (Typ 405er Mehle) sind, da durch Mahlprozeß entvitaminisiert, verboten. Dies gilt entsprechend für polierten weißen Reis. Stattdessen sollten Mehle mit hoher Typenzahl (ab Typ 1050) verwendet werden. Empfehlenswert sind Vollkornprodukte und die Kartoffel.

Auf einen Blick:
Was in einigen Mehltypen steckt*

je 100 g	Ballaststoffe in g	Vitamine in mg B1	B2	Mineralstoffe in mg Eisen	Magnesium
Weizen-Vollkornmehl Type 1700	11,6	0,30	0,15	3,0	140
Weizenmehl Type 1050	4,0	0,43	0,07	2,8	53
Weizen-Auszugsmehl Type 405	2,2	0,06	0,03	2,0	-

* Vollkorn enthält zudem: Vitamine A, E, B, Niacin, Kalium, Kalzium, Eiweiß, Kohlenhydrate und Fettsäuren

Fette

Um die beim Carcinom vorliegenden Stoffwechselentgleisungen, nämlich die stark herabgesetzte Zellatmung erfolgreich zu bekämpfen, müssen wir auch im Bereich der Fette alles tun, um die Zellatmung, die zum Erliegen gekommen ist, wieder anzufachen. Es gibt nur sehr wenige Fettarten, die stoffwechselaktiv genug sind, um diese Aufgabe zu erfüllen. Vor allem dürfen wir diese Fette nicht stark erhitzen (braten, grillen), da ihre Wirksamkeit dadurch wieder teilweise eingebüßt wird, und somit gleichzeitig die Gefahr der Entstehung canzerogener Substanzen beim Braten und Grillen mitbedacht werden muß.

Therapeutisch brauchbar sind nur kaltgepresste Pflanzenöle mit einem hohen Gehalt an ungesättigten Fettsäuren, die möglichst nur ungekochten Speisen zugegeben werden sollen. Das ist möglich in Form der sogenannten Quark-Öl-Getränke, als Zugabe zu Salaten oder Rohkost, als Zugabe vor allem zu Gemüsesäften. Wenn wir sie im Kochprozeß verwenden, dann darf man diese Öle erst der gekochten Kost zugeben, das heißt also, wenn der Kochprozeß abgeschlossen ist.

Grundsätzlich muß derjenige, welcher einen Krebskranken betreut, sich darüber klar werden, daß jeder blaue Dunst, der in der Küche aufsteigt, jedes braune Fett, das auf dem Teller sichtbar wird, ein Hinweis auf eine schlechte Küchenführung ist. So wie man unter den Zuckerarten den

Fruchtzucker als Zündstoffzucker bezeichnen kann, so muß man unter den Fetten jene mit einem hohen Gehalt an ungesättigten Fettsäuren als Zündstoff-Fette bezeichnen. Nur diese Art von Fetten hat genügend freie Bindungen, um die Verbrennung - die Zellatmung - zu aktivieren. Die Aktivierung der Atmung des Wirtsorganismus ist ja überhaupt die wichtigste Möglichkeit, um auf den Krebsknoten einzuwirken, denn nur ein wieder voll funktionsfähiger Wirtsorganismus wird jene Abwehrreaktionen leisten können, die wir nicht allzu häufig bei unbehandelten Selbstheilungen beobachten können, und die oft da eine Rolle spielen, wo nach der Therapie mit "Stahl und Strahl" kein Rückfall erfolgt.

Zusammenfassend läßt sich sagen:

1. Zu Anfang (1/4 - 1/2 Jahr) nicht mehr als 10 g Streichfett pro Tag. Ersatz sind Quark und Sojaprodukte.
2. Gesamtmenge der Fette = Öl + Streichfett soll 40-60 g betragen.
3. Zündstoff-Fette sind ungesättigte Fettsäuren, kalt gepreßt, z.B. Sonnenblumenöl, Olivenöl
4. Öl nicht erhitzen, erst nach abgeschlossenem Kochprozeß zugeben.

Eiweiss

Verboten ist zu Anfang tierisches Eiweiß, Rindfleisch, Schweinefleisch, Kalbfleisch, Gänse- und Entenfleisch, Fleischbrühe, Leber, Innereien, Wurst, Fische, Mayonnaisen, Fleisch von Masttieren, Vollmilch, Joghurt (Joghurt ist in seiner bakteriellen Zusammensetzung für die beim Krebskranken so wichtige Darmflora schädlich. Er enthält außerdem die Milchsäure nur als Razemat = ungünstiges Gemisch aus rechts und linksdrehender Milchsäure, statt dessen Bioghurt!) Die rechtsdrehende Milchsäure ist für den Krebskranken eine äußerst wichtige Substanz.

Erlaubt sind 5 - 7 Eigelbe pro Woche, 3 - 4 Eiweiße pro Woche. Fische nur gedünstet, blau gekocht, Hefeeiweiß, Sojaeiweiß, später schweinefleischfreie Wurst, Rindfleisch, Geflügel, keine Masttiere, Quark, alle Sauer-milchprodukte, Bioghurt (rechtsdrehende Milchsäure).

Obst

Erlaubt ist sämtliches reifes Obst.

Verboten sind unreifes Obst und alle Konserven. Nüsse nach Möglichkeit nur als Mus oder geschält, da die Häute leicht an den Schleimhäuten des Magen-Darm-Kanals haften und Entzündungen der Darmschleimhaut verursachen können.

Obst und Gemüse - gestern und heute:

	Mineralien u. Vitamine Gehalt in Miligramm Je 100 g Lebensmittel	1985	1996	Differenz
Brokkoli	Kalzium	103	33	minus 68 %
	Folsäure	47	23	minus 52 %
	Magnesium	24	18	minus 25 %
Bohnen	Kalzium	56	34	minus 38 %
	Folsäure	39	34	minus 12 %
	Magnesium	26	22	minus 15 %
	Vitamin B6	140	55	minus 61 %
Kartoffeln	Kalzium	14	4	minus 70 %
	Magnesium	27	18	minus 33 %
	Vitamin C	20	25	plus 25 %
Möhren	Kalzium	37	31	minus 17 %
	Magnesium	21	9	minus 57 %
Spinat	Magnesium	62	19	minus 68 %
	Vitamin B6	200	82	minus 59 %
	Vitamin C	51	21	minus 58 %
Banane	Kalzium	8	7	minus 12 %
	Folsäure	23	3	minus 84 %
	Magnesium	31	27	minus 13 %
	Vitamin B6	330	22	minus 92 %
Erdbeere	Kalzium	21	18	minus 14 %
	Magnesium	12	13	plus 8 %
	Vitamin C	60	13	minus 67 %

Ernährungsrichtlinien bei Cancerose und Präcancerose
Modifiziert nach SMRZ

Allgemein:

- nichts Gebratenes und Verbranntes oder Geräuchertes
- keine wieder aufgewärmten Speisen!
- keine Konserven
- keine Mikrowelle

Lebensmittelqualität

Mit Messungen der Redoxpotentiale von Lebensmitteln und Getränken ist die biologische Wertigkeit, sprich: Qualität, erkennbar. Die Redoxwerte einiger Getränke zeigt folgende Tabelle, Angaben in Millivolt (mV). Je höher der Meßwert, desto niedriger ist das reduktive Potential. Bei 200 mV und mehr überwiegt die prooxidative (zellschädigende) Wirkung.

Getränk	mV
Frische Muttermilch	23
Frische Kuhmilch	129
Pasteurisierte Milch	130
H-Milch	162
H-Milch + Vollkornbrot	157
Kräutertees	97 - 100
Grüner Tee	135
Orangen-Fruchtsäfte	150 - 168
Rotwein	165
Vollbier (Pilsener)	177
Erfrischungsgetränke	
Cola	283
Zitrushaltige Säfte	234
Andere	299 - 304
Früchte-Tees (künstlich aromatisiert)	306

Massentierhaltung

Zu den Segnungen gehört, niemand muß bei uns hungern, die Kehrseite der Medaille ist die Massentierhaltung.

Eine Umstrukturierung der tierischen Produktion zu einer Erzeugung in Intensivbetrieben mit einer standortgebundenen und jahreszeitlich unabhängigen Ganzstallhaltung der Tiere. Das fördert zwar unter Zucht- und Chemieeinsatz die Fleischproduktion, bestimmt aber nicht die Qualität des Fleisches und fördert ganz gewiß nicht unsere Gesundheit.

Vor 20 Jahren mußten 3,5 kg Futter aufgewendet werden, um ein Kilogramm Gewichtserhöhung zu erlangen. Heute reichen 2,6 kg Futter. Für die Bundesforschungsanstalt für Landwirtschaft ist das ein bahnbrechender Fortschritt in der Nutztierhaltung.

Bahnbrechend ist eher die Verrohung, die Profitgier und die Skrupellosigkeit, mit der dieser "Fortschritt" erzielt wird:

Bei gleichmäßiger Temperatur von 30 - 36 Grad Celsius und hoher Luftfeuchtigkeit läßt man die Kälber in engen Boxen eingepfercht schwitzen, damit sie mehr Flüssigkeit aufnehmen. Sie bekommen kein Rauhfutter, wie es zwei bis drei Wochen nach der Geburt erforderlich wäre, sondern Milchaustauschstoffe, sodaß die Tiere nach ihrer Mästung nicht mehr lebensfähig sind, da die Verdauungsorgane durch diese unnatürliche Ernährung nicht voll ausgebildet werden.

In der qualvollen Enge leiden die Tiere an Verhaltensstörungen, sie beißen sich gegenseitig die Schwänze ab und fressen den Kot ihrer Artgenossen. Verhaltensforscher fanden bei diesen Tieren die Anzeichen von echter Trauer.

Anstatt die Ursache dieser Fehlverhalten zu beseitigen, nämlich die Massentierhaltung abzuschaffen, greifen die Züchter zu anderen Maßnahmen - sie schneiden den Tieren die Schwänze ab. Seit der Mensch Ackerbau betreibt, war die Landwirtschaft in den Naturhaushalt eingefügt. Der Kot der Tiere kam als Dung auf die Felder, wurde durch Bodenbakterien zersetzt und verwandelte sich in Humus. Die Betriebe mit Massentierhaltung können die ungeheuren Mengen von Frischkot jedoch nicht mehr loswerden. Um Arbeitskräfte zu sparen, wird auf das Einstreuen von Stroh verzichtet. Der flüssige Mist geht entweder in die Flüsse oder wird auf die Landfläche verstreut. Der Mist auf dem Bauernhof war aber monatelang gestapelt und erhitzte sich dabei durch die Fäulnis, so daß Krankheitskeime abgetötet wurden.

Beim Flüssigmist entfällt diese Vernichtung von Erregern völlig, die bei Mensch und Tier Darmkrankheiten hervorrufen können. Die Salmonellen überleben selbst ein Jahr ohne weiteres. Schon die Weltgesundheitsorganisation warnt vor den Gefahren von Zoonosen (= vom Tier auf den Menschen übertragene Infektionskrankheiten), die bei der Intensivhaltung von Tieren ständig ansteigen. Leute, welche die Tiere versorgen, sollten ständig Schutzkleidung tragen, sollten geimpft werden, unbefugte Besucher sollten keinen Zutritt haben.

So wird aus einer natürlichen Tierhaltung eine Intensiv- und Quarantänestation, die sich nur durch immer größeren Einsatz von Medikamenten vor dem Hinwegsiechen retten kann. Die Massentierhaltung auf engstem Raum führt vor allem bei Schweinen zu einer völligen Überlastung des Herz-Kreislauf-Systems. Über zwei Millionen Schweine überleben die Strapazen der Mast nicht:

Die wirtschaftlichen Verluste für die Mastbetriebe sind enorm, und durch die Gabe von Beta-Rezeptorenblocker versucht man, dem Problem entgegenzuwirken. Diese Substanzen erhöhen die Toleranz des Körpers gegen psychische und physische Belastung und dienen daher zur Vorbeugung gegen Herzinfarkt.

Gefährlich werden können Beta-Blocker vor allem herzkranken Menschen. Allergische Reaktionen sind ebenfalls möglich. Schweine, die das 180tägige Martyrium überlebt haben, bekommen schließlich Beruhigungsmittel (Tranquilizer), damit die hochgezüchteten Tiere den Weg zum Schlachthof auch heil überstehen. Mehr als eine halbe Million Schweine kommen dennoch nicht mehr lebend an, sie sterben während der oft langen Fahrt an Herzversagen.

Obwohl das Fleisch erst 24 bis 36 Stunden nach der (erlaubten) Injektion frei von Rückständen ist, liegen nur vier Stunden zwischen Verabreichung und Tötung der Tiere. Die Wirkung solcher Tranquilizer-Rückstände auf den Menschen ist umstritten. Etliche Mediziner halten es für möglich, daß der Verzehr einer Leber vom frisch geschlachteten, mit Beruhigungsmitteln vollgepumpten Schwein in Verbindung mit einem Bier schon fahruntüchtig machen könnte.

Der Stempel vom Tierarzt im Schlachthof - "Frei von Finne, Trichinen, Tbc und erkennbaren Krankheitskeimen" - bietet keinerlei Gewähr dafür, daß das Fleisch gesundheitlich unbedenklich ist.

Die immer häufiger auftretenden Resistenzen zum Teil gegen sämtliche Antibiotika, sind in dem zügellosen Umgang der Landwirtschaft mit Antibiotika zu suchen.

Dänemark, einer der größten Schweinefleisch-Exporteure der Welt, verbrauchte 1994 in der Tiermast 24 Tonnen des Glycopeptid-Antibiotikums AVOPARCIN (zwischenzeitlich verboten). Zum Vergleich: in der Humanmedizin wurden 30 kg verabreicht. (113, 114, 115)

Tetracycline + Schweinefleisch

Tetracycline werden aufgrund ihres breiten Wirkungsspektrums sowohl prophylaktisch, als auch therapeutisch dem Tierfutter zugesetzt. Mit diesen billigen Antibiotika erzielt die Tierarzneimittelbranche die zweitgrößten Umsätze. Da Tretracycline sich fest ins Knochengewebe einlagern, können darin trotz Einhalten der vorgeschriebenen Wartezeiten Rückstände vorhanden sein. Aufgrund ihrer Fluoreszenz sind sie leicht mit einer UV-Lampe zu indentifizieren. Stephan Wegmann vom Fleischhygieneamt des Kreises Borken fand bei der Untersuchung von Schweinekörpern aus Normalschlachtungen folgende Häufigkeit von Tetracyclinrückständen:

* Von 17.150 Mastschweinen reagierten 70 % positiv, davon fluoreszierten rund 15 % stark, 55 % mittel oder schwach.
* Von 3.275 Sauen waren 10 % positiv.
* Von 345 Ferkeln reagierten 73 % positiv, davon ca. 44% stark positiv.

In Stichproben von Muskulatur und Nieren konnten weder im Dreiplatten-Hemmstofftest noch per HPLC Tetracycline nachgewiesen werden. Die Tetracyclingehalte im Knochen erreichten bis zu 29 mg/kg Chlortetracyclin. Epi-Tetracycline, die Abbauprodukte, fanden sich bis zu 11 mg/kg Knochen. Ein Risiko für die Verbraucher besteht beispielsweise bei der Herstellung von Suppen und Sauerkrautgerichten, da Chlortetracyclin im Sauren aus dem Knochen gelöst wird. Außerdem gelangen die Antibiotika über die Tiermehlherstellung wieder in die Nahrungskette, da sie selbst bei hohen Temperaturen nicht zerstört werden. Da von anderen Schlachthöfen ähnliche Resultate vorliegen, schlägt Wegmann vor, generell nach Tetracycinen im Knochen zu suchen, insbesondere weil die UV-Methode einfach, billig und schnell ist. (116)

Vielleicht gelingt es auch bei uns, was in Schweden seit 1986 Usus ist, durchzusetzen: dass Antibiotika als Masthilfe verboten sind.

Fisch

Fisch ist gesund, predigen Kardiologen seit Jahren und denken dabei an die wertvollen OMEGA-3-FETTSÄUREN im Fischöl. Wenn der Fisch aber aus der Ostsee kommt, ist der Wert für die Gesundheit eher fraglich. Fette Ostseefische wie Hering und Lachs enthalten hohe Mengen an Dioxinen und Dibenzofuranen. Schwedische Umweltmediziner fanden bei Menschen, die täglich Ostseefisch aßen, sogar vergleichbare Plasmawerte wie bei Vietnam-Veteranen, die dem Entlaubungsmittel Agent Orange ausgesetzt waren, hieß es im "A New England Journal of Medicine". Schon länger ist bekannt, daß fette Ostseefische hohe Mengen an polychlorierten Dibenzofuranen und Dioxinen enthalten. Heringe aus der Ostsee weisen einen bis zu 6-fach höheren TCBD-(Tetrachlorid-Benzo-Dioxin-)Gehalt (Dioxin mit der höchsten Toxizität) auf, als Heringe von der weniger belasteten schwedischen Westküste, und Ostsee-Wildlachs enthält sogar bis zu 30mal mehr TCDD-Äquivalente als Zuchtlachs. (118)

Brot

Brot könnte fast ein Naturprodukt sein, wäre da nicht die Manipulation am Saatgut, die diversen Spritzungen des Keimlings, die Wachstumsbeschleuniger und Halmstabilisatoren. Durch die zunehmende Industrialisierung z.B. im Bäckerhandwerk sind wir einer Unmenge von chemischen, nicht deklarierten Stoffen - ob wir wollen oder nicht - ausgesetzt.

Jährlich werden in der Bundesrepublik etwa 140 000 t Backmischungen verbraucht. Da nicht der gesundheitliche - sondern der wirtschaftliche Aspekt im Vordergrund steht - ist Zeit hier Geld, und Chemie hilft Geld sparen.

Die allseits geschätzte Vielzahl der Brotsorten wäre ohne die industriellen Helfer undenkbar, aber die genauen Inhaltsstoffe der Rezepturen kennt niemand. Die Bundesanstalt für Getreide- und Kartoffelverarbeitung schätzt, daß Backmischungen ca. 20 Hauptkomponenten und bis zu 100 Ingredienzen enthalten, darunter z.B.

- Emulgatoren (machen den Teig maschinenfreundlich und voluminös)
- Enzyme (bauen Stärke ab, erweichen den Teig)
- Phosphate (steuern die Porengröße)
- Lipoxygenasen (bleichen Toastbrot strahlend weiß)
- Färbemittel (verleihen hellen Brotsorten Vollkornoptik)
- Modifizierte Stärke (steuert die Teigkonsistenz)
- Ascorbinsäure (ersetzt mehrstündige Teig-Gärung)

- Bräunungsvorläufer (machen das Brot resch)
- Aroma-Präkursoren (sorgen dafür, daß appetitanregender Duft nach frischen Semmeln aus der Backstube strömt)

Nach dem Lebensmittel- und Bedarfsgegenständegesetz (LMBG) müssen "Zusatzstoffe (von denen es europaweit 8000 gibt!), die aus dem Lebensmittel vollständig oder soweit entfernt werden, daß sie oder ihre Umwandlungs-Produkte nur als technisch unvermeidbare und technologisch unwirksame Reste verbleiben", nicht deklariert werden (LMBG § 11 Abs. 2 Nr. 1).

Diese Stoffe werden als "technische Hilfsstoffe" bezeichnet - und bedürfen nicht einmal einer Zulassung.

In praxi sieht das so aus: Auf Pommes-frites-Packungen aus der Tiefkühltruhe stehen als Inhaltsstoffe nur Kartoffeln, Salz und Fett. In Wirklichkeit enthalten die Fritten auch Sulfit (E 450 a). Diese Stoffe gewährleisten die goldgelbe Farbe, konservieren, verbessern die Knusprigkeit und machen ungeeignete Kartoffelsorten erst verarbeitbar. Besonders Sulfit ist als Allergen bekannt.

Ein wahrer Schildbürgerstreich ist § 5 (2) der Verordnung zur Neuordnung lebensmittelrechtlicher Kennzeichnungsvorschriften: Hier werden Zutaten flugs als "Nicht-Zutaten" definiert - und sind folglich nicht kennzeichnungspflichtig. Im Gesetzestext heißt es: "Als Zutaten gelten nicht Aromen, Enzyme und Mikro-Organismen, sofern sie im Enderzeugnis keine technologische Wirkung mehr ausüben" (LMKV § 5 Abs. 2 Nr. 2). Deshalb muß Backpulver in Fertigkuchen nicht deklariert werden.

Viel Aufhebens wurde um Konservierungsstoffe gemacht. Die Industrie reagierte prompt: Auf jedem besseren Joghurt prangt heute der Aufdruck "ohne Konservierungsstoffe". Darauf ist jedoch kein Verlaß, denn: Falls beispielsweise bei einem Frucht-Joghurt der Konservierungsstoff in der Fruchtzubereitung nicht ausreicht, um den ganzen Joghurt zu konservieren, muß die "Zugabe" nicht extra deklariert werden.

Irrreführend ist auch der Begriff der "natürlichen" Aromastoffe. Lebensmittel, z.B. Fruchtjoghurts, die so deklariert sind, müssen Aromastoffe enthalten, die natürlich, also nicht im Labor synthetisiert wurden. Dies gilt aber keineswegs auch für die deklarierte Frucht: Das "natürliche" Himbeeraroma werde in den meisten Fällen aus Zedernöl-Extrakt gewonnen, "natürliche" Pfirsich-Aromen gar aus Schimmelpilz-Kulturen.

Die Bedeutung des Zuckers

Zur Begiffsdefinition soll erst einmal geklärt werden, was alles unter Zucker zu verstehen ist. Es gibt Rohrzucker, Traubenzucker, Fruchtzucker, Milchzucker usw. Der Killer, um den es hier geht, ist der chemisch reine Industriezucker.

Es gibt:

- Monosaccharide = Einfachzucker,
- Disaccharide = Zweifachzucker und
- Polysaccharide = Mehrfachzucker.

Zu den Monosacchariden gehören:

- der Traubenzucker, auch Glucose oder Dextrose. Dieser Traubenzucker hat so wenig mit Trauben zu tun, wie der Ulmer Spatz mit dem Kölner Dom.
- der Fruchtzucker, auch Fructose oder Laevulose, der zur Verdauung kein Insulin benötigt.

Zu den Disacchariden zählen:

- der Rohrzucker, auch Saccharose = Glucose + Fructose
- der Milchzucker = Glucose + Galactose.

Bienenhonig ist eine Mischung aus Fruchtzucker und Traubenzucker.

Polysaccharide sind als Stärke in Kartoffeln, Mehl, Reis u.a. enthalten.

Die schädlichen Eigenschaften des Zuckers:

1. Zucker wird rasch in die Blutbahn aufgenommen, wodurch es zu einem hohen Blutzuckerspiegel kommt mit zwangsweise hoher Insulinausschüttung, was wiederum zu einem tiefen Blutzuckerabfall führt. Dieser verursacht wieder einen Heißhunger, der durch Nahrungsmittel, die hauptsächlich aus Sacchariden bestehen, gestillt wird. Und so entsteht ein Teufelskreis, der die Fettzellen im Körper wachsen läßt, denn wie wir schon wissen, steuert Insulin den Fettzellenaufbau.

2. Zucker benötigt zum Abbau Vitamin B 1. Übermäßiger Zuckergenuß führt zu Vitamin-B-1-Mangel, der wiederum Nervosität und Gereiztheit nach sich ziehen kann, da Vitamin B 1 ein Nervenvitamin ist. Jeder kennt wohl das Bild der Süßigkeiten verschlingenden Zappelkinder.

3. Zucker vermehrt die Menge an Triglyceriden (Fett) im Blut.Das Ergebnis ist eine verminderte athletische Ausdauer und eine erhöhte Gefahr von Herz- und Kreislauferkrankungen.

4. Zucker vermehrt das Cholesterin im Blut.

5. Zucker erhöht die Harnsäure im Blut.

6. Zucker schädigt die Darmflora, welche das wichtigste Schulungszentrum für unsere körperlichen Abwehrkräfte darstellt. Die Folgen einer kaputten Darmflora sind vermehrte Infektanfälligkeiten und eine allgemeine Leistungsschwäche.

7. Zucker geht mit Giftstoffen Verbindungen ein, welche das Immunsystem schädigen.

FAZIT: Der Leistung und Gesundheit zuliebe sollte man den Zucker meiden!

Ein kritischer und aufschlußreicher Artikel erschien unter der Überschrift "Die Zucker-Mafia" in der Zeitschrift "DIE ZEIT". Hier eine Kostprobe:

Als der Vater seine kleine Tochter das erste Mal zum Kindergarten brachte, zeigte sie ihm stolz ihr eigenes Handtuch im Waschraum, die Zahnbürste und den gelben Zahnputzbecher. Nur flüchtig hatte er auf den Becher geschaut und die drei Buchstaben "IME" mit irgendeiner Frankfurter Adresse bemerkt. "Endlich mal was Vernünftiges", ging es ihm durch den Kopf. Das mußte ein wohltätiger Verein sein, der die vermutlich öffentlichen Gelder einmal sinnvoll investierte.

Nie hätte der Vater für möglich gehalten, daß den Becher ausgerechnet ein Verein gespendet hat, der eher im Dienste einer ungesunden Sache steht. Das Kürzel IME bedeutet "Informationskreis Mundhygiene und Ernährungsverhalten". Kinder, die eifrig Zähne putzen, so die Botschaft des Vereins, brauchen Karies nicht zu fürchten - und können deshalb hemmungslos Süßes naschen.

Raffiniert und massiv wie kaum ein anderer Wirtschaftszweig macht eine Branche Stimmung für ihre Produkte, die als Pressuregroup bisher wenig aufgefallen ist. Man kennt die Autolobby und den Pharmaverband, weiß, wie Bauern, Bergleute und Banken Druck für ihre Interessen machen. Ihnen aber steht sie nicht nach: die Zuckerindustrie. Sie hat es nötig. Weil sie ein Produkt vertreibt, das überflüssig und eher gesundheitsschädlich ist, müssen ganze Stäbe hochbezahlter Menschen den Absatz von Zucker fördern. In umstrittenen Werbespots macht die Mafia des Süßen den Müttern weis, daß Schokolade Kindern nicht schade. Sie bearbeitet Zahnmediziner, um Zucker als Karies-Ursache aus der Schußlinie zu bringen. Sie überzieht Kritiker mit Prozessen, läßt Auftragsgutachten fertigen und kassiert bei Bauern Zwangsbeiträge, mit denen die Erzeugnisse einer unsinnigen Agrarproduktion vermarktet werden.

Die Zucker-Werber haben erreicht, daß wir heute achtzehnmal soviel an Zucker schlecken, wie unsere Urgroßeltern um 1850. Der Verbrauch in Deutschland ist in den vergangenen 140 Jahren von 2 Kilo pro Jahr und Kopf auf knapp 37 Kilo gestiegen.

Das Angebot an Süßem wird immer größer, unüberschaubarer, verlockender - und das nicht nur zur Weihnachtszeit. Im Durchschnitt nimmt jeder Deutsche täglich eine Zuckermenge zu sich, die 33 Stück Würfelzucker entspricht. Da Erwachsene unterdurchschnittlich wenig Zucker essen, kann die Tagesration von Kindern bis zu viermal höher sein.

"Die süße Energie - wie der Zucker im Körper seine Kraft entfaltet". So führen die Zuckerwerber den Konsumenten in die Irre. Mit der richtigen Feststellung, daß der Körper, z.B. die Gehirnzellen, ausschließlich den Einfachzucker Glukose (auch Dextrose oder Traubenzucker genannt) als Energiequelle nutzt, wollen sie uns weismachen, was Oma auch schon immer behauptet hat: Zucker sei Gehirnnahrung. Tatsächlich entsteht auch bei der Aufspaltung des mit Bonbons, Kuchen oder Cola aufgenommenen Zuckers Glukose, der andere Teil ist Fruktose (Fruchtzucker). Doch beide kommen in den Kohlenhydraten von ausgewogener Nahrung in ausreichendem Maß vor. Jede zusätzliche Aufnahme von isoliertem, industriell hergestellten Zucker ist ernährungs-physiologisch überflüssig.

Zucker ist nichts als Energie, manche Kritiker sagen auch, Zucker ist "leere Kalorien". Der Gießener Ernährungswissenschaftler Claus Leitzmann:

"Wir essen zuviel Zucker, ganz einfach deshalb, weil wir insgesamt zu viel Kalorien aufnehmen und überlegen müssen, wo wir Kalorien einsparen können. Da ist diese isolierte Substanz Zucker einer der Kandidaten, die stark reduziert werden sollen."

- Am sinnvollsten wäre es, auf erkennbar Süßes zu verzichten. Nur 100 Gramm Bonbons enthalten rund 32 Stück Würfelzucker, das ist schon fast der durchschnittliche Pro-Kopf-Verbrauch am Tag.

- In nur 100 Gramm der beliebten Gummibärchen stecken gut 25 Würfel.

-100 Gramm Marmelade oder Konfitüre enthalten den süßen "Gegenwert" von über 23 Stück Würfelzucker.

- 100 Gramm Nuß-Nougat-Creme decken fast zwei Drittel des täglichen Durchschnittskonsums. Herkömmliche Nuß-Nougat-Creme besteht zum weitaus überwiegenden Teil aus Zucker und Fett. Vor über zehn Jahren bereits mußte Marktführer Ferrero nach jahrelangem Rechtsstreit über mehrere Instanzen darauf verzichten, für die klebrig-fette Pampe mit **"Nutella - Gesundheit, die schmeckt"** zu werben. Die Richter stellten damals fest, daß "ein nicht unerheblicher Teil der Verbraucherschaft die Werbung in dem gesundheitserhaltenden Sinne versteht und ... getäuscht wird".

- Selbst eine Tafel Schokolade liefert noch mehr als die Hälfte des täglichen Durchschnittskonsums.

- In einem kleinen Glas Limonade (100 g) stecken immer noch vier, in der 1,5-Liter-Flasche also etwa 59 Zuckerwürfel. Eine Liter-Flasche Cola enthält den Zucker von 36 Würfelstücken. Doch oft ist das süße Risiko in den Lebensmitteln versteckt, häufig gerade in Produkten, die als gesund gelten. Kaum eine Milchzubereitung, auf deren Zutatenliste der süße Verführer fehlt. Zucker ist selbst in Massen billig, deshalb dient er nicht nur zum Süßen.

Wenn der Göttinger Ernährungspsychologe Volker Pudel den Herstellern von Mischmilch z.B. empfiehlt, etwas weniger Zucker in ihre Produkte zu tun, erfährt er mitunter Verblüffendes: "Ich höre dann immer von den Herren, daß der Zucker, wie sie sich ausdrücken, die Füllmasse vergrößert, weil man", so Pudel, "sonst was anderes reintun müßte, was möglicherweise teurer wäre".

Wer weiß schon, daß Tomatenketchup zu fast einem Drittel aus Zucker bestehen kann: zehn Würfel in hundert Gramm, fünfzig in einer Flasche? Zucker findet sich in Tütensuppen, aber auch in dem Stoff, der unseren Speisen eigentlich die Schärfe geben soll: im Senf. Wer Zucker vermeiden will, sollte auf Fischkonserven verzichten. Und auch die sauren Gurken sind süßer, als ihr Name glauben macht. Seit langem fordern Verbraucherschützer, daß der Zuckeranteil auf der Zutatenliste, wie z.B. in den Niederlanden, in Prozenten angegeben wird. Wenigstens müssen bisher die Zutaten in der Reihenfolge ihres Anteils angegeben werden. Steht der Zucker ganz oben, ist entsprechend viel drin.

Wie im Gruselkabinett fühlt sich der Betrachter am Diaschrank des Gießener Kinderzahnheilkunde-Professors Willi Eckhard Wetzel. Hunderte von Fällen grauenhaft verstümmelter Karies-Gebisse hat der Entdecker der "Kindertee- und Nuckelflaschen-Karies" photographisch dokumentiert. "Bei diesen Zahnschädigungen handelt es sich in aller Regel um das Zusammenspiel zwischen überzuckerter und kauinaktiver Ernährung", so Wetzel.

Erst vor einigen Wochen wurde sein beharrlicher Kampf gegen die süßen Getränke aus der Nuckelflasche durch den Bundesgerichtshof bestätigt. Die Richter verurteilten den Instanttee-Hersteller Milupa in einem Musterprozeß endgültig zu Schmerzensgeld und Schadenersatz auch für künftige Schäden der Kinder. Der Richterspruch dürfte auch für die Wettbewerber Nestlé-Alete, Hipp, Bübchen und andere, Konsequenzen haben.

Heftig fühlte sich die süße Branche getroffen, als die Bonner Arbeitsgemeinschaft der Verbraucher bereits vor sechs Jahren eine Broschüre mit dem Titel "Schadstoff Zucker" herausbrachte. Die ist noch heute zu haben. Doch dafür mußten die Verbraucherschützer jahrelang kämpfen. Auch hier mußten erst die Richter am Bundesgerichtshof einen Schlußstrich ziehen: "In Zucker", so beschieden sie der gegen die Broschüre klagenden Zuckerlobby, stecke ein "nicht zu vernachlässigendes gesundheitliches Gefährdungspotential". Seitdem darf Zucker als Schadstoff bezeichnet werden.

Wenn es nach den Gesichtspunkten der Ernährungswissenschaftler ginge, prophezeit Schlier, "wäre der Absatz von Zucker geringer, und dann wären auch die Gewinne der Zuckererzeuger geringer".

Doch da ist die Zucker-Mafia vor. Die Landwirtschaftslobby etwa hat sich ihre eigene Werbeagentur geschaffen, die CMA. In der Bonner Zentrale arbeiten weit über hundert Leute an Rezepten, wie mehr Fleisch, Milch, Brot, Butter oder eben Zucker unter die Verbraucher zu bringen ist. Finanziert wird die "Centrale Marketinggesellschaft der deutschen Agrarwirtschaft" von den Landwirten, mit Abgaben pro Schwein oder Tonne Zucker. Allerdings nicht freiwillig, dazu brauchte es schon ein Gesetz. Und letztlich zahlen, über die Preise, ohnehin die Verbraucher.

Mit offiziellem Anschein, "Markenqualität aus deutschen Landen", entstehen hier Hochglanzbroschüren wie "Single-Brevier" (28 ausschließlich süße Rezepte), "Süßspeisen-Brevier", "Back-Brevier", "Einmach-Brevier" oder "Süße Sachen selber machen". Spitzenleistung aber ist ein auf Kinder gezieltes Heftchen mit dem Titel "Die süße Energie". Gleich auf Seite 1 prangt der Bauernfängerspruch "Zucker ist Sonne zum Essen". Kindgerecht wird hier die absurde Vorstellung suggeriert, man brauchte nur Zucker zu essen, um die Energie der Sonne zu nutzen.

Der Autor solcher Irreführung heißt Jürgen Berghäuser. Ihn findet man jedoch gar nicht bei den Agrarwerbern der CMA, sondern praktischerweise gleich bei der obersten Zuckerlobby, der Wirtschaftlichen Vereinigung Zucker, ebenfalls Bonn. Hier wurde auch die Legende vom Zucker als angeblichem Grundnahrungsmittel geboren, die vergessen machen soll, daß Zucker noch für unsere Urgroßeltern ein seltenes Luxusgewürz war. Berghäuser erläutert die Quelle für seine Behauptung: "Da gibt es Verordnungen, da steht drin: Folgende Grundnahrungsmittel ... , und da wird auch Zucker aufgeführt."

Weder beim Bundeslandwirtschaftsminister noch bei sonst einer Agrarbehörde ist etwas von einer derartigen Verordnung bekannt. Tatsächlich handelt es sich um eine Broschüre des NRW-Landwirtschaftsministers zur "Selbstversorgung" des Bundeslandes, in der ein gedankenloser Beamter auch den Zucker unter die Grundnahrungsmittel eingereiht hat.

Die Bonner Zucker-Werber nehmen es halt mit der Wahrheit nicht so genau: An anderer Stelle behauptet Berghäuser: "Es macht für den Zahn keinen Unterschied, ob man z.B. ein Stückchen oder eine ganze Tafel Schokolade auf einmal ißt."

Zahnprofessor Wetzel kann darüber nur den Kopf schütteln: "Nein, die ganze Tafel Schokolade wird natürlich mehr Areale der Mundhöhle erreichen, wird an viel mehr Stellen eine Gefahr darstellen."

Man sollte hoffen, daß auch andere Zahnärzte solchen Märchen der Zucker-Werber entgegentreten. Doch Zweifel sind erlaubt. Im Vorlesungsverzeichnis der Frankfurter Universität wird der Erfinder der These von der Ungefährlichkeit der ganzen Tafel Schokolade als Hochschuldozent geführt. Fachgebiet: Die Biochemie des Karies. Und so wird in Frankfurt den angehenden Zahnärzten ausgerechnet von Dr. Berghäuser von der Zuckerindustrie beigebracht, was schlecht für Zähne ist. Fein gesponnen sind die Fäden der Zucker-Werber. Die Agentur J. Walther Thompson in der Bockenheimer Landstraße in Frankfurt ist eine der ersten Adressen der Werbebranche. Als Untermieter entdeckt man hier jenen Verein wieder, dessen Kürzel "IME" den Zahnputzbecher im Kindergarten schmückt. Es steht für Informationskreis Mundhygiene und Ernährungsverhalten: "Drinnen ein Büro mit mehreren Angestellten, die von hier aus Schlüsselpersonen, Zeitungsredaktionen und vor allem zahnärztliche Fachpublizistik mit sogenannten "Wissenschaftlichen Informationen" versorgen, Abdruck honorarfrei. Die Artikel sind mund- und druckgerecht redigiert und finden sich allenthalben in Tages- und Standespresse wieder.

Schon immer war das Wort "Kinder" im Produktnamen besonders förderlich für den Absatz, denn es suggeriert: "harmlos", "sanft", "gesund". Wie geschaffen für Eltern, die von der Schädlichkeit des Zuckers wissen, ihren Sprößlingen aber dennoch die süßen Freuden nicht vorenthalten wollen. Darauf hat offenbar Zuckertee-Hersteller Milupa mit der Kreation: "Milfarin", der "Kinderzucker", gesetzt. Ein Blick auf die

Zutatenliste entlarvt den faulen Trick: "Zucker, Glucosesirup, Honig", dreist werden die Eltern über den Tisch gezogen: "Der teilweise Ersatz von Saccharose durch Stärkezucker und Bienenhonig bei gleichbleibender Süßkraft entspricht den besonderen Ernährungserfordernissen des Säuglings und Kleinkindes", wird in der Liste großspurig versprochen. Nichts als billige Augenwischerei, und dafür durften dann die Mütter siebenmal mehr bezahlen als für einfachen Zucker. Doch Trost für die leidende Menschheit mag sein, Milupa hat seinen Zahnkiller vom Markt gezogen. An sich könnte man meinen, daß gerade die Zahnärzte beim Kampf gegen zuviel Süßes mit gutem Ratschlag helfen sollten, bekommen doch gerade sie die Folgen als erste zu sehen. Doch auch hier sind Zweifel angebracht. Die hessische Zahnärzteversorgung versichert den Lebensabend ihrer Zwangsmitglieder. In der Jubiläumsbroschüre werden stolz die Immobilien aufgeführt, deren Mieterlöse den Zahnerhaltern die Rente garantieren. Allen voran ein großer Bürokomplex in Frankfurt. Alleiniger Mieter aber ist Süßwaren-Marktführer Ferrero, dessen auf Kinder gezielte Werbesprüche schon des öfteren die Richter beschäftigt haben. Doch als gehe die Zahnärzte das nichts an, feiert ihre Altersversicherung ungeniert den ständigen wirtschaftlichen Erfolg des süßen Mieters. Artig bedankt man sich sogar noch, daß dieser den Zahn-Doktoren auch in schlechten Zeiten noch eine "Mindestrendite" für ihre Immobilie garantiert habe. Welches kritische Zahnarztwort ist da noch zu erwarten? Aber wer möchte schon auf die Dauer einer süßen Verführung widerstehen?

Hier die wichtigsten Süßmacher, und nicht alle sind unumstritten:

- Saccharin, Cyclamat: Vom Krebsverdacht noch nicht ganz befreit (das eine in Kanada, das andere in den USA verboten).

- Aspartam: harmlos, nur selten treten Allergien auf.

- Acesulfam: ganz neu auf dem Markt, keine Nebenwirkungen bekannt.

- Stevia: ein neuartiger Süßstoff, der schon in Japan seit langem in Gebrauch ist, und in Europa auf seine Zulassung wartet, wird aus der Pflanze Stevia Rebaudiana, gewonnen. Der Extrakt ist etwa dreihundert mal süßer als Zucker, enthält null Kalorien und hat keine Nebenwirkungen.

- Honig: eine Mischung aus Glucose und Fructose, enthält im Gegensatz zum Industriezucker viele Vitamine und Spurenelemente. Der Honig sollte beim Abfüllen und beim Verbrauch nicht über 40 Grad C erhitzt werden, sonst werden die gesundheitsfördernden Enzyme zerstört. Daß Honig kandiert, ist ein normaler Vorgang und bedeutet keine Qualitätseinbuße. Honig, der nicht kandiert, wurde meist hitzebehandelt und dadurch entwertet. Höchstens 20 - 40 g am Tag.

FLAVONOIDE

Bedeutende Inhaltsstoffe, die in der Tumor-Therapie eine Rolle spielen, sind die Flavonoide. Es handelt sich dabei um Pflanzeninhaltsstoffe wie sie in allen grünen Pflanzen, speziell in pflanzlichen Nahrungsmitteln, Obst und Gemüse, aber auch in Getreide, sowie in Getränken und Genußmitteln auf Pflanzenbasis, wie z.B. Tee, Kaffee, Kakao, Bier, Fruchtsäften, Rot- und Weißwein vorkommen.

Selbst James Bond stärkte seine Abwehrkräfte mit Flavonoiden:

Sah man Bond je in frische Äpfel beißen, Tomatensaft trinken, Salate oder Gemüsepfannen verzehren? Nein, allenfalls ein Kaviarhäppchen. Nur eines gönnt er sich garantiert: einen Martini - geschüttelt und nicht gerührt.

Und so kam der kanadische Biochemiker John Trevithick auf die clevere Idee, die Ingredienzien des 007-Markenzeichen-Drinks zu analysieren, und veröffentlichte vergangenen Dezember im "British Medical Journal" das verblüffende Ergebnis: Ein geschüttelter Martini vermag doppelt so viele giftige Wasserstoffperoxid-Moleküle zu vernichten wie ein gerührter Martini! Die im 007-Cocktail enthaltenen Polyphenole - Substanzen, die zu den Flavonoiden gehören - sollen Bond also fit halten. Dass die schädlichen Moleküle vermehrt unter Stress vom Körper produziert werden, ist seit langem bekannt.(117)

Hunderte von Flavonen sind bisher bekannt; zu den bekannten gehören z.B. Quercetin und Flavon-Essigsäure. Quercetin gehört mit zu den am besten untersuchten Substanzen unter den Flavonen. Die geschätzte tägliche Aufnahme von Quercetin oder seines Glykosids Rutin liegt zwischen 100 und 1000 mg (50).

25 % der Flavonoid-Aufnahme erfolgt über Getränke.

Die protektiven Eigenschaften der Flavonoide können wie folgt beschrieben werden:

1. Antioxydativer Radikalenfänger

2. Gefäßschützend durch Erhöhung der Kapillar-Resistenz und Verminderung der Kapillar-Brüchigkeit.

3. Ödemhemmend.

4. Antikarzinogen und antimutagen. (51 - 56)

Pflanze/ Droge	Flavonoid-gehalt	Wirkung
Allii cepae (Zwiebel) Allii ursini (Bärlauch)	4 % (äußere Schale)	expektorierend, antibakteriell entzündungshemmend
Arnicae flos	0,4 - 0,6 %	antiphlogistisch, antimikrobiell, antirheumatisch
Betulae folium	1 - 3 %	diuretisch
Crataegus	0,7 - 2 %	Steigerung des Koronar-Durchflusses durch erhöhte Ca++-Permeabilität
Helichrysi flos	0,4 %	choleretisch, spasmolytisch
Liquiritiae radix	1,0 - 2 %	antiphlogistisch, expektorierend
Matricariae flos	2 %	antiphlogistisch, antiseptisch, spasmolytisch
Melissae folium	0,01 %	antibakteriell, sedativ, antiviral
Myrtilli fructus	0,01 %	adstringierend, antidiarrhöisch
Orthosiphonis folium	0,2 %	diuretisch, spasmolytisch
Passiflorae herba	0,6 - 2,5 %	sedativ, spasmolytisch
Salviae folium	1 - 3 %	antiphlogistisch, adstringierend, desinfizierend
Sambuci flos	0,7 - 2 %	diaphoretisch
Solidaginis virg. Herba	1 %	diuretisch
Spiraeae flos, -herba	1 %	salicylsäureähnlich, adstringierend
Uvae ursi folium	1 - 2 %	antibakteriell
Violae tricoloris herba	0,4 %	reizlindernd, diuretisch

PILZE - mehr als eine gute Mahlzeit

Die ersten Hinweise über die Wirksamkeit von Pilzen finden sich bereits in Chinas berühmtestem Arzneimittelbuch Ben cao Gang Mu (1578), worin der Pilz Ling Zhi zur Gewichtsabnahme und zur Steigerung der Lebenserwartung empfohlen wird.

Die in Fernost bekannten Pilze mit Anti-Tumor-Wirkung stammen insbesondere aus den botanischen Familien der Tricholomataceaen und Polyporaceaen.

In China und Japan sind heiße, wässrige Extrakte aus Pilzen schon seit vielen Jahren als Arzneimittel bekannt und werden auch in Rußland und zunehmend in USA und Kanada gezielt therapeutisch genutzt.

"Bekannte Pilze mit Anti-Tumor-Wirkung"

botanischer Name	japanischer Name	Trivialname in China
Cordyceps sobolifera	Semitake	Semitake
Cordyceps sinensis	Tochukaso Xia Cao	Dong Chong
Coriolus versicolor	Kawaratake	Yin Zhi
Fomotopsis semil- Accata	Bekontake	-
Fomitopsis officinalis	Eburiko	-
Ganoderma appla- natum	Kofukisanuno- koshikake	Baikisai, Zyuzetsu, Grifola
	Maitake, Shiitake	Tohchyukaso, Mushikusa
Ganoderma lucidum	Mannentake	Reishi*
Ganoderma neo- japonicum	Magojyakushi	Shishi, Mokushi
Fomes fomentarius	Tsuriganetabe	Kosonmin
Fomitopsis pinicola	Tsugasarunoko	Kosonmin

Grifola umbellata	Chyoreimaitake	Chyorei, Shirei
Laetiporus sulphureus	Masutake	-
Lenzites betulina	Kaigaratake	Kashuyoko
Phellinus regniarius	Kikobutake	-
Phellinus yucatensis	Meshimakobu	-
Polyporus mylittae	Raigannkin	Raigan
Poria cocos	Matsuhodo	Bukuryo

* klassifiziert in blauen, roten, gelben, weißen, schwarzen und violetten Reishi

Shiitake (Lentinula edodes)

Shiitake gehört in Asien schon seit jeher zum Medizinschatz und ist auf dem Speiseplan nicht wegzudenken.

Das pharmakologische Interesse richtet sich auf den bedeutenden Anteil komplexer Polysaccharide, von denen das bekannteste Polysaccharid Beta-D-Glucal (Lentinan) in Japan als Antikrebsmedikament zugelassen ist.

Shiitake ist ein sehr wohlschmeckender Pilz, und in guten Naturkostläden auch in Deutschland erhältlich. Der Pilz wird in Suppen oder als Gemüse verwendet, sollte jedoch zuvor etwa zwei Stunden in Wasser eingeweicht werden. Der Stiel ist zäh, daher nicht verwertbar.

Das immunstimulierende Beta-Glucal löst sich in heißem Wasser, der Pilz sollte jedoch nicht zu lange gekocht werden.

Shiitake enthält zwar das Karzinogen Agaretin, welches jedoch durch Hitze zerstört wird, sodaß der Pilz aus diesem Grund nicht roh gegessen werden sollte.

Reishi (japanisch), Ling Zhi (chinesisch) (Ganoderma lucidum)

Die weitreichende Heilwirkung dieses Pilzes war jahrhundertelang nur Kaisern, Adeligen und Priestern vorbehalten. Durch Kultivierung ist der Pilz heute jedoch für die meisten erschwinglich geworden. Es werden sechs nach ihrer Farbe unterschiedliche Reishi-Typen, mit zum Teil unterschiedlichem Wirkungsspektrum, klassifiziert.

Die Wirkungen lassen sich für folgende Indikationen angeben:

Angstzustände, Asthma, Herzrhythmusstörungen, Bluthochdruck, Hepatitis, Krebs u.a.

In Japan wird Reishi offiziell als Begleitmedikament in der Krebstherapie empfohlen.

Maitake (Grifola frondosa)

Der wohlschmeckende Maitake-Pilz findet seit über dreitausend Jahren in der traditionellen japanischen Medizin Anwendung. Ebenso wie die vorgenannten Pilze enthält Maitake eine Vielzahl von Polysacchariden, die in der Lage sind, Makrophagen und die Fähigkeit von Lymphokininen u.a. zu erhöhen.

Neben seinem Einsatz in der Krebstherapie findet der Pilz auch Anwendung bei Bluthochdruck, Diabetes und Fettsucht.

Die antitumoraktiven Substanzen lassen klar eine immunmodulierende Funktion erkennen, wodurch das Wachstum der Krebszellen verlangsamt oder ganz unterdrückt wird. Zusammenfassend läßt sich feststellen, daß die meisten Pilze mit einer Wirkung gegen Magen-, Speiseröhren-, Hoden- oder Lungenkrebs zur Familie der Polyporaceae gehören.

Bei uns in der Praxis wird das Präparat Lentinan (Shiitake) mit Erfolg eingesetzt. (57, 58, 59, 60, 61, 62, 63, 64, 65)

Coriolus versicolor

Der Pilz Coriolus versicolor oder Trametes versicolor ist weltweit verbreitet. Seit Generationen wurde der Pilz in Japan und China in der TCM angewandt, seit etwa 20 Jahren wird heute seine pharmakologische Wirkung untersucht. In Trametes oder Coriolus wurden Polysaccharide gefunden, die eine antitumor und immunstimulierende Wirkung haben.

Zwei proteingebundene Polysaccharide (Polysaccharid-Peptide) konnten als Hauptwirkstoffe identifiziert werden: PSP und PSK auch als Polysaccharid Kureha oder Krestin bekannt.

Tierstudien mit PSK, das aus dem Mycel gewonnen wird, haben eine immunstimulierende und eine breit angelegte antineoplastische Wirkung gezeigt. PSK wirkt direkt auf die Tumorzellen und unterstützt die Krebsabwehr des Körpers indirekt durch seine Stimulation der zellulären Immunität.

PSK besitzt antivirale Eigenschaften. Seine positive Wirkung bei HIV-Erkrankungen führt man auf eine Modifikation des viralen Rezeptors oder auf die Unterbrechung der Bindung von dem HIV mit Lymphozyten zurück. PSK wirkt auch durch die Förderung der Interferonbildung antiviral.

PSP ist ebenfalls ein Immunstimulans, ähnlich PSK. Bei gesunden Mäusen wurde durch die orale Gabe von PSP die Phagocytose Aktivität gesteigert. Bei Menschen kam es zu einer Reduzierung von Lungenadenocarcinomen und verschiedenen Krebsarten in der Leber, im Magen, Nase und Hals.

Weitere Eigenschaften, die dem gesamten Pilz zugeschrieben werden, sind die Senkung des Serumcholesterols und die günstige Beeinflussung von Bluthochdruck, Diabetes, Thrombose, Rheuma und viralen Infektionen wie Herpes oder Grippe.

Cordyceps sinensis

Eine Anzahl von Studien haben eine immunstimulierende und immunregulierende Aktivität gezeigt. Die Polysaccharide stimulieren die Phagocytose und die Macrophagen-Aktivität. Cordyceps sinensis findet außer als Antikrebsmittel auch Verwendung als Antiasthmaticum mit muskelrelaxierender Wirkung und als Stimulans für das endokrine System.

Produkte	Indikation
Coriolus-MRL (Coriolus versicolor)	- Eppstein Barr Virus (EBV) - Chron. Müdigkeitssyndrom - Herpes Zoster - Karposi Sarcom
Cordyceps-MRL (Cordyceps sinensis)	- Steigerung des Immunsystems im Respirationstrakt

Die Präparate Coriolus-MRL Tabl. und Cordyceps-MRL Tabl. sind zu beziehen bei:

Struwwelpeter-Apotheke
An der Hauptwache
60313 Frankfurt/Main
Tel. 0 69/1 33 84 80, Fax 0 69/ 1 33 84 41 0

ZELLTHERAPIE

Die Zelltherapie wurde von Prof. Niehans Anfang der zwanziger Jahre in die Therapie eingeführt, die trotz vieler Widerstände ihre Stellung bis heute behaupten konnte.

Schon als Prof. Niehans im Jahre 1928 etwa tausend Frauen wegen Menopausenbeschwerden mit Follikelzellen vom Schaf behandelte, war ihm aufgefallen, daß diese Frauen äußerst selten ein Krebsleiden entwickelten.

Frühzeitig legte sich Prof. Niehans auf das Schaf als Spendertier fest, weil es relativ krebsresistent ist. Wir verwenden heute in unserer Praxis zusätzlich noch Zelltherapeutika von der Ziege, weil diese noch resistenter gegen Krebs als das Schaf sein soll.

Die Wirkung der Immuntherapie mit fetalen Zellen beruht darauf, daß erwachsene Empfänger fetaler Zellen durch Kreuzimmunität in die Lage versetzt werden, im Organismus entstandene oder entstehende, krankhafte Zellen oder Gewebe, die ähnliche Strukturen aufweisen, mit Hilfe der aktivierten Abwehrkörper und Abwehrzellen zu zerstören. Die aktivierte Immunzelle entfaltet ihre Aktivität nur gegen krankhaft veränderte Zellen des Empfängers, aber nicht gegen gesunde Zellen.

Folgendes Zellprogramm hat sich bei Tumorpatienten bewährt:

- Placenta, Nabelschnur, Leber, Milz, Thymus, Lymphknoten, Knochenmark, Hypothalamus und Zellen der korrespondierenden, geschädigten Organe. (66 - 70)

Ein Präparat aus der täglichen Praxis ist THYMOJECT Inj.

ANTIOXIDANTIEN - MINERALIEN

Antioxydantien sind im Dienste der Abwehr, als sogenannte Radikalenfänger tätig. Man kann sie mit Rostschutzmitteln vergleichen, die bei ausreichender Menge dafür sorgen, daß die Zelle vor einem zu schnellen Alterungsprozess geschützt wird.

Als Folge falscher Ernährung, Überdüngung der Böden, Abgasen, Elektrosmog und anderen Giftquellen kommt es im Körper zu Mangelerscheinungen. Gerade beim Tumorpatienten sind Mängel an Mineralien und Antioxydantien bekannt, und müssen dementsprechend ausgeglichen werden, z.B. mit CONTRABOLAN Kaps.Die Bedeutung der einzelnen Antioxydantien und Mineralien ist der folgenden Aufstellung zu entnehmen:

Vitamin C (Ascorbinsäure)

Bedarf

* Die allgemeine Empfehlung von 75 mg täglich ist nach L. Pauling zu gering, er empfiehlt die Einnahme von mindestens 1 g und mehr! Bei Raucherentgiftung und in der Krebstherapie werden bis zu 80 g täglich empfohlen (jedoch als Infusion).

Indikationen

* Scorbut: Störung des Kollagenstoffwechsels (rissige Haut, Blutungsneigung, Veränderung an Knochen, Zahnausfall).

* Wundheilung: schnellere Wundheilung nach Verbrennungen, Operationen, Schutz gegen Sonnenbrand.

* Infektabwehr: fast alle bakteriellen und viralen Infekte, auch Hepatitis, lassen sich durch Vitamin C positiv beeinflussen.

* Entgiftung: Giftstoffe wie Schwermetalle (Kadmium und Blei), Pharmaka, Nikotin werden gebunden und ausgeschieden.

* Antioxidans: fängt freie Radikale ab.

* Krebstherapie

* Arthrose: (degenerative Erkrankung des Gelenkknorpels).

* Sedierung: Vitamin C besitzt angstlösende und beruhigende Eigenschaften.

* Herzerkrankungen, Arteriosklerose: eine unzureichende Versorgung mit Vitamin C ist ein wesentlicher Grund für das Auftreten der Arteriosklerose. Vitamin C schützt auch das Endothel, die Innenauskleidung der Gefäße. Vitamin C erhöht die HDL (High Density Lipoproteins) im Blut, die das Cholesterin aus dem Blut zur Leber transportieren, wo es abgebaut werden kann.

* Allergien: Vitamin C vermag Histamin, den auslösenden Faktor bei Asthma, Hautjucken und Allergien zu eliminieren.

* Leberschutz

* Bei Aspirin-Einnahme (Aspirin kann die Ausscheidung von Vitamin C verdreifachen!)

* Erhöhter Bedarf bei Rauchern (!!), 1 Zigarette zerstört etwa 25 - 100 mg Vitamin C.

* Natürliches Abführmittel (bei hoher Dosierung).

* Verhindert Blutgerinnung.

* Cholesterinsenkung

* Bei Einnahme der Anti-Baby-Pille erhöhter Bedarf.

Vitamin E (Tocopherol)
Malton E Kapseln

* Antioxidans bei Krebserkrankung

* Zellschutz vor Umweltgiften, bremst Alterungsprozesse der Zelle.

* Dosierung: 400 - 1000 mg täglich

Vitamin A

* Zellschutz, Krebsprophylaxe - teilweise wird hier die zwanzig- bis drei hundertfache Tagesdosis zur Tumorbremsung eingesetzt (nur unter ärztlicher Kontrolle).

* Unterstützung der Strahlentherapie (bis zu 3 Mio. I.E. täglich über Monate).

Selen

* Zellschutz, Krebsprophylaxe und -therapie: die antioxidative Wirkung macht man sich auch bei der Therapie vieler Erkrankungen zunutze.

* Dosierung: 50 -200 µg / Tag

Zink

* Bestandteil von mehr als 70 Enzymen, alle Zellen benötigen Zink. Radikalenfänger (Superoxiddismutase).

* Bedarf: 15 mg / Tag

  UNIZINK ® 50

ENZYME - die fleißigen Heinzelmännchen

Enzyme sind, einfach ausgedrückt, Stoffe zur Aufrechterhaltung des Lebens. Alles was im Organismus als Stoffwechsel bezeichnet wird, ist nur in Anwesenheit von Enzymen, sprich auch Bio-Katalysatoren möglich. Enzyme werden nur von lebenden Strukturen gebildet und steuern, modulieren, beschleunigen oder bremsen alle Funktionen des Organismus und erhalten somit das Leben.

Enzyme (Hefe-Enzyme) helfen, daß der Kuchen aufgeht, daß der Sauerteig gelingt, daß Wein gären kann. Enzyme ermöglichen, hochspezifische Reaktionen zu beschleunigen, sodaß alle Erfordernisse für einen optimalen Stoffwechsel erfüllt werden können.

Auch in der Tumortherapie dienen sie zur unterstützenden Behandlung, da sie in der Lage sind, die Erkennungssignale für Metastasierungsprozesse gezielt zu verhindern.

Ohne Enzyme wäre ein funktionsfähiges Immunsystem nicht möglich.

Enzyme werden schon seit langem in der Therapie bei Behandlung von Rheuma, Blutergüssen, Durchblutungsstörungen, Abbau von Hämatomen und Entzündungen eingesetzt.

Zudem hat sich gezeigt, daß die größte Gefahr bei Krebserkrankungen nicht einmal von den Primärtumoren, sondern von den Metastasen droht. Ein nicht geringer Teil aller Krebskranken stirbt im Verlauf der ersten fünf Jahre nach der Operation an den Folgen einer malignen Metastasierung. Metastasenprophylaxe sollte daher das Schlüsselwort für eine wirksame Tumor-Nachsorge sein. Und auch in diesem Zusammenhang können Enzyme - wissenschaftlichen Untersuchungen zufolge - ihren Zweck erfüllen: sie modulieren die sogenannten Adhäsionsmoleküle, die notwendig sind, damit sich Metastasen im Gewebe anheften können und erleichtern somit die Arbeit der Immunzellen, die vagabundierenden Krebszellen zu lokalisieren und zu vernichten.

Während einer Chemotherapie ermöglichen es die Enzyme, daß im Tumorgewebe höherer Zytostatikaspiegel vorhanden ist. Bei der Strahlentherapie kommt es zu einer verminderten Strahlennebenwirkung, insbesondere Strahlenentzündungen und Ödeme klingen schneller ab.

Krebspatienten zeigen oft Anomalien bei der Blutgerinnung und der Thrombozytenaggregation (Blutplättchen), sowie einen Trombozytenmangel und einen Spiegel an Fibrinogen-Abbauprodukten auf. (73)

Bösartige Zellen sind in der Lage, einen Thrombozyten-Tumorzellembolus zu bilden, und besitzen zudem noch die Eigenschaft, die Blutgerinnung zu fördern. (74, 75)

Krebszellen mißbrauchen das Blutgerinnungssystem des Wirtes für Wachstum und Metastasierung.

Enzyme sind in der Lage, dieser Verklumpung und damit der Metastasierungsausbreitung entgegenzuwirken.

Enzyme hemmen die Plättchenanheftung und erschweren somit das Andocken an die Gefäßwand und eine Auswanderung der Krebszellen. Die Tumorzellen verbleiben somit länger im Gefäßsystem und unterliegen dort länger den Abwehrmechanismen des körpereigenen Immunsystems, wodurch die Ausbreitung von Metastasen wesentlich verringert wird.

In unserer Praxis wird Carzodelan Forte® als Enzymkombination eingesetzt. Eine Ampulle enthält 2,0 mg Pankreatin, das entspricht: Protease 0,7 FIP, Lipase 15 FIP und Amylase 15 FIP.

Bei der Behandlung wird der Inhalt einer Trockenampulle Carzodelan Forte® in 2 ml Aqua bidest. gelöst und intramuskulär - wenn möglich in unmittelbarer Nähe des Herdes - injiziert. Die Dosierung erfolgt individuell, in den meisten Fällen empfiehlt sich eine Wiederholung der Injektion dreimal pro Woche. (111, 112)

Nebenbei ist wegen der Wichtigkeit noch zu betonen, daß Enzyme auch in höheren Dosen nahezu nebenwirkungsfrei sind.

Eine Auswahl der bekannten Wirkungen der systemischen Enzymtherapie:

Enzyme wirken
- antiödematös, antiinflammatorisch und analgetisch,
- sie verbessern die Fließeigenschaften des Blutes,
- sie modulieren die Aktivität von Zytokinen,
- sie regulieren die Adhäsionsmoleküle,
- sie aktivieren Immunzellen,
- sie hemmen pathogene Immunkomplexe.

AMINOSÄUREN - Bausteine des Lebens

Zwanzig verschiedene Aminosäuren bilden mit der unendlichen Vielzahl an verschiedenen Proteinen die in allen irdischen Lebewesen, Pflanzen, Tieren und Menschen vorkommen, die Struktur des Lebens. Sämtliche Zellen, Enzyme, Transportmoleküle, Antikörper, Immunglobulin und Hormone werden mit Aminosäuren gebaut. Aminosäuren sind die Basis des Immunsystems, sie entsorgen Schadstoffe, binden giftige Stoffe, unterstützen die Entgiftung der Leber, fangen freie Radikale ab und entsorgen Medikamenten-Abbauprodukte. Von diesen zwanzig Aminosäuren sind acht Aminosäuren essentiell, d.h. der Körper kann sie nicht selber aufbauen, sie müssen von außen zugeführt werden. Die Aminosäuren können wie die Buchstaben des Alphabets Wörter, in diesem Fall Proteine bauen und schon beim Fehlen einer Aminosäure kommt es zu Fehlbildungen mit Störungen der Immun- und Stoffwechselfunktionen.

Lebensqualität, Stoffwechsel und Immunsystem hängen von einer normalen Körperzusammensetzung ab. Die bekannte Gewichtsabnahme bei Krebspatienten beruht hauptsächlich auf dem Abbau von Muskelmasse, und wird teilweise durch extrazelluläre Flüssigkeit, in der kein Stoffwechsel stattfindet, ersetzt.

Der Abbau der Muskulatur hat drastische Folgen für das Immunsystem und den Darm. Es ist zu wenig bekannt, daß die Muskulatur, ebenso wie die Organe, ein bedeutendes Stoffwechselorgan darstellt. Unter anderem produzieren die Muskeln die wichtige Aminosäure Glutamin, die für Immunzellen und den Darm unbedingt gebraucht wird.

Die Energiequelle der Immunzellen ist nicht etwa Glukose / Zucker, sondern Glutamin. Ebenso stellt Glutamin die wichtigste Stickstoffquelle für die sich schnell vermehrenden Immunzellen dar. (77, 78, 79)

Mit sechzig Prozent stellt Glutamin die weitest verbreitete Aminosäure im Körper dar. Zu Infektionszeiten kann sich der Glutaminbedarf durch erhöhten Verbrauch des Immunsystems verzehnfachen. Die Lymphozyten stellen bei Glutaminmangel die Aktivität komplett ein.

Glutamin wird gebraucht für:

* Das Immunsystem
* Den Darm
* Das Gluthationsystem (Abwehr- und Entgiftungssystem)
* Die Entgiftung der Leber

Allein mit Glutamin lassen sich medikamentenbedingte Durchfälle der Chemotherapie verringern. (80, 81, 82, 83, 84)

Glutamin und andere Aminosäuren, wie z.B. Arginin unterstützen die Funktion der Immunzellen und stellen so eine wichtige therapeutische Ergänzung dar. Ein entsprechendes Nahrungsergänzungsmittel wäre z.B. SUPERBOLAN. Schadstoffe, wie z.B. Schwermetalle, aber auch Stoffwechselgifte, wie sie z.B. bei der Chemotherapie entstehen, werden in der Leber entsorgt. Dabei entstehen viele freie Radikale, die über das sogenannte Gluthationsystem entgiftet werden. Die Leber hat aus diesem Grunde den höchsten Gluthationwert (z.B. CONTRABOLAN Kapseln enthalten Gluthation) von allen Organen. Die beiden Aminosäuren sind Zystin und Glutamin, sie sind für die Bildung des Gluthations notwendig. (85, 86)

Die Bedeutung der einzelnen Aminosäuren sei im folgenden kurz skizziert:

* Allanin
  Ist ein wichtiges Bindeglied zwischen Kohlenhydrat- und Eiweißstoffwechsel. Durch seine Funktion als Ammoniakträger trägt es zur Entgiftung und zur schnellen Regeneration bei. Durch den Verbrauch von Pyruvat wird auch die Bildung des Lactat-Spiegels gesenkt. Allanin ist wichtig für die Glukoneogenese und für die Aufrechterhaltung der Fettverbrennung.

* Arginin
  Wird gern als "Substanz der Jugendlichkeit" bezeichnet. Der Stoff fördert die Wachstumshormone und die Leberentgiftung im Körper. Wenn Arginin fehlt, altert der Organismus rascher. Ein Mangel führt auch zu Unfruchtbarkeit.

Die Wirkung des Arginins ergibt sich vor allem indirekt aus der Tatsache, daß es der Lieferant des einzigen bisher entdeckten gasförmigen Transmitters ist, den die Biologie kennt, NO (Stickoxyd). Es entsteht aus Arginin durch die NO-Synthese und besitzt die folgenden Wirkungen:

Nichtoxidatives Abtöten von Bakterien, Protozoen, Pilzen und Tumor-Zellen.

Endothel-relaxierende Wirkung.

Neurotransmitter-Effekt.

Notwendig für optimales Wachstum (Wachstumshormon).

Besitzt schmerzlindernde Eigenschaften (Analgesie).

Vermindert cerebrale Ischämie.

Stimuliert T-Lymphozyten.

Wirkt immunmodulierend auf die Makrophagen.

Stimuliert Insulin-Sekretion.

Der immunstimulierende Effekt des Arginins spielt eine herausragende Rolle bei der Therapie von Krebserkrankungen.

* Asparaginsäure
  Wichtiger Zellbaustein; Asparaginsäure ist auch am Transport von Magnesium und Kalium zur Zelle am Aufbau des Immunsystems beteiligt.

* Cystin
  Ist wesentlich für das Wachstum von Haut und Haaren, schützt die Leber vor Fetteinlagerung, fungiert als Antioxidans.

* Glutaminsäure
  Steigert die geistige Leistungsfähigkeit (als Glutamat ist es in Gewürzmischungen), ist an der körpereigenen Energiebereitstellung beteiligt.

* Glycin
  Stärkt die Knochen, fungiert als Stickstofflieferant für den Aufbau von anderen Aminosäuren.

* Histidin
  Ist notwendig für die Abwehrreaktionen, beteiligt an der Bildung von roten und weißen Blutkörperchen.
  Histidin wird benötigt als Bindeglied zwischen Protein und Schwermetall (dem Eisen im Hämoglobin). Es funktioniert als Stoßdämpfer der Elektronen zwischen dem Metall und dem Protein.

* Isoleucin, Valin, Leucin
  Fördern den Muskelstoffwechsel, sorgen für Proteinzuwachs im Muskel.

* Lysin

  Hält das Immunsystem jung und leistungsstark, ist vor allem in Milch, Sojaprodukten und Hefe enthalten. Lysin erhält die Leistungskraft, beseitigt Störungen der Fortpflanzungsfähigkeit und ist ein gutes Mittel gegen Herpes - vorbeugend ebenso wie heilend.

* Methionin

  Entgiftet den Körper und hilft gegen Allergien, da es den Histamingehalt im Blut reguliert. Bei Methioninmangel kommt es zu Flüssigkeitsansammlungen, Verengungen der Blutgefäße und zu Cholesterinablagerungen in den Adern.

* Ornithin

  Fördert den Energiestoffwechsel der Muskulatur und die Leberentgiftung.

* Phenylallanin

  Verbessert das Gedächtnis, steigert die Liebesbereitschaft, sorgt für Ausgeglichenheit und Lebensfreude. Baustein des bekannten Q 10 und Muttersubstanz für die Hormone Adrenalin und Noradrenalin, sowie der Schilddrüsenhormone T 3 und T 4.

* Prolin, Hydroxyprolin

  Sind wichtige Eiweißbausteine der menschlichen Zellen.

* Serin

  Bildet den Nervenüberträgerstoff Acetylcholin, kann den Blutzuckerspiegel erhöhen.

* Threonin

  Lipotrope Aminosäure, ist wichtig für den Zellstoffwechsel und für die Bildung von Immunglobulinen und Antikörpern.

* Tryptophan

  Sorgt für erholsamen Schlaf, hilft gegen Angst und depressive Zustände, macht Streß erträglicher.

* Tyrosin
  Bildet Schilddrüsenhormone, beeinflußt die Funktion von Nebennierenrinde, ist beteiligt an der Produktion von Melonin, kann HGH-Ausschüttung bewirken.

* Zitrullin
  Bei Mangel kommt es zu Schwachsinn.

* Zystein
  Transportiert andere Aminosäuren im Körper. Das Haar besteht zu über 10 % aus Zystein.

  Zystein ist das bedeutendste Funktions- und Strukturelement aller Enzyme, es ist sozusagen das Rückgrat der Enzyme. Die Ausleitung von Schwermetallen ist nur mit dieser Aminosäure möglich. Metallothioneine, welche die Bildung von freien Radikalen in der Zelle bremsen, bestehen zu einem Drittel aus Zystein.

  Förderung der Synthese von Glutation und Stimulation der T-Lymphozyten, Hemmung des Angiotensinconverting-Enzyms (ACE), welches unter anderem den Blutdruck reguliert. Zistein besitzt mukolytische (schleimlösende) Eigenschaften.

Ganzheitliche Krebstherapie

Neben der notwendigen Operation, einer eventuellen Chemotherapie und Radiotherapie, zeigt die Ganzheitstherapie eine weitumfassende Palette an Maßnahmen, die jede für sich spezifische Wirkung zeigt, aber erst im Chor mit den anderen Maßnahmen ihre volle Heilkraft entfalten kann. (88 - 99)

Die sieben Therapie-Schritte

I. Ordnungstherapie

* Baubiologie > Störfeldsanierung
* Zahnsanierung > Amalgam entfernen
* Ernährungsumstellung > Säure-Basen-Haushalt
* Sport

II. Unspezifische Immunstimulation

* Eigenblut, Eigenurintherapie
* Homöopathica, Phytotherapie und Ozon
* Orthomolekulare Therapie > Vitamine
Mineralien
Spurenelemente
* Hyperthermie

III. Spezifische Immunstimulation

* Immunmodulation > Mistel, Enzyme
Nosoden, Autovaccine, Krebs-Homöopathika
* Immunstimulation > Zelltherapie > Thymus
Milz, Bindegewebe, Stammzelltherapie
* Schlangen-Reintoxine
* Aktivierung und Normalisierung der gestörten Zellatmung

IV. Psychische Harmonisierung

* Gespräche, Psychotherapie

* Entspannungstechniken > Yoga, Qi Gong, Tai Chi, Simonton, Meditation
* Psychohygiene > Harmonisierung von Familie, Arbeit, Umwelt, Freizeit
* Malen
* Musik
* Lachen
* Sexualität

V. Regeneration - Revitalisierung

* Mineralstoffe, Antioxidantien, Coenzym Q10
* Gelée-Royal
* Zelltherapie > Placenta, Cerebrum
* Ozon-Therapie
* Carnitin

VI. Entgiftung

* Anregung Darm, Niere, Leber
* Kanalisierung des Bindegewebes
* Sauna

VII. Herz- und Kreislaufstütze

* Crataegus, Veratrum
* Ginseng

Die angeführten Therapieschritte sollen im folgenden etwas näher ausgeführt werden:

Ordnungstherapie

Bekannt ist teilweise schon seit Generationen, daß in manchen Häusern gehäuft Krebs auftritt. Im alten China gab es ein Gesetz, wonach Häuser nur an solchen Orten gebaut werden durften, die vorher von einem Priester untersucht und als unbedenklich erklärt wurden. Jeder Wünschelrutengänger wird das Vorhandensein solcher negativer Störfelder bestätigen. Jedoch lassen sich auch heutzutage mit modernen Magnetfeldmeßgeräten solche Störfelder lokalisieren.

Aus eigener Erfahrung könnte ich viele Fälle anführen, bei denen ganz eindeutig das Störfeld als mitverursachender Faktor in Frage kam. Bei einer Patientin, die einen bösartigen Tumor im Halsbereich entwickelt hatte, wurde auf mein Anraten ein Rutengänger konsultiert, der ohne von der Diagnose zu wissen, ein äußerst negatives Störfeld im Kopfbereich fand. Als beste Maßnahme gilt in solch einem Fall die Umstellung des Bettes. Vom Kauf eines Entstörungsgerätes sei dringend abgeraten.

Weitere wichtige Störfelder sind Operationsnarben, insbesondere Mandelnarben, und sollten zur Störfeldsanierung mit Prokain umspritzt werden.

Trotz gegenteiliger Behauptungen ist und bleibt ein amalgamgefüllter Zahn ein Störfeld und sollte saniert werden, d.h. mit dem bestmöglichen Material gefüllt werden, nämlich mit Gold (zu näheren Ausführungen sei auf das Buch des Autors, "Amalgam - die verharmloste Zeitbombe, hingewiesen").

Ohne eine entsprechende Ernährungsumstellung bleibt jede Krebstherapie ohne fundierte Basis. Nähere Ausführungen sind in dem betreffenden Kapitel auf Seite 59 nachzulesen.

Sport für´s Immunsystem

Bei körperlicher Belastung, ebenso wie bei Infekten, steigt der Regulatorbedarf, weil die zelluläre Leistungsfähigkeit (Abwehr, Entgiftungsreaktion in der Leber, Nierenfiltration usw.) entsprechend gesteigert werden muß. Bei den Regulatoren handelt es sich um Hormone wie Cortison, T3, T4, Testosteron, Wachstumshormon u.a.

Versuche haben gezeigt, daß durch die zentrale Reaktion über die Schaltstellen im Gehirn (Hypothalamus, Hypophyse) die Belastbarkeit eines einzelnen Organs nicht isoliert erhöht werden kann, sondern daß die Leistungsfähigkeit aller Gewebebereiche gemeinsam gesteigert wird.

Daraus läßt sich folgendes ableiten:

* Die Belastbarkeit eines Organismus steigt mit den Regulatorkonzentrationen. Bei körperlichem Training werden im Rahmen einer positiven Belastungsadaptation alle Regulatorgruppen erhöht.

* Die Regel, daß biologische Funktionen einschlafen können, wenn sie nicht in Anspruch genommen werden und sich bei Überbean-

spruchung erschöpfen, gilt auch für die endokrinen Drüsen. Die Funktion der endokrinen Drüsen entspricht also einer dauernden Gratwanderung zwischen dem Verlöschen durch Minderbelastung und der Erschöpfung durch Überbelastung (Streß = ständige Adrenalinbelastung).

* Nicht nur die Höhe der Resistenz des Organismus gegenüber der Belastung ist entscheidend, sondern mit welchem Regulatoraufwand diese Resistenz erreicht wird.

  Optimale Gesundheit und das Erreichen eines hohen Alters setzen daher Vermeidung von Regulator-Verschwendung, sowie eine gut funktionierende Belastungsanpassung voraus.

* Eine täglich gleichbleibende, optimale Belastung wirkt sich für den Organismus am günstigsten aus.

  Die im Zivilisationsleben charakteristische körperliche Unterbelastung führt zu einem extrem niedrigen Regulatorspiegel, und damit zur allgemeinen Labilisierung des Zellstoffwechsels, der zusätzlich durch den Einsatz unsachgemäßer Pharmaka belastet wird. Die Aufnahme von über dem Bedarf liegendem Nährstoff, insbesondere die Energieaufnahme mit entsprechendem Kohlenhydrat-Fett-Transfer, muß andererseits als Regulator-Verschwendung bezeichnet werden.

Sport gehört zu den Maßnahmen, die wenig kosten aber sehr viel bringen. Ein tägliches Training im Umfang von etwa 15 bis 20 Minuten, bestehend aus Kreislauftraining, Krafttraining sorgt für eine positive Auswirkung auf den Organismus. Neben Verbesserung von Herz / Kreislauf, Atemwegen, Stoffwechsel, innerer Sekretion, Nervensystem sei hier vor allem die Wirkung auf das Immunsystem herausgehoben. Es kommt zum einen zur Stimulation der spezifischen, sowie unspezifischen Abwehr zellulärer und humoraler Art, dadurch kommt es zur Resistenzerhöhung. Durch regelmäßige Belastungsreize kommt es zu einem Immuntraining mit Aggresivitätssteigerung der körpereigenen Freßzellen gegen Tumorzellen. Durch spezifische Hormonausschüttung kommt es zur Verzögeung von Altersprozessen. Als Merksatz gilt: es ist besser, regelmäßig, d.h. täglich zu trainieren für 15 bis 20 Minuten, als einmal in der Woche zwei Stunden.

(Nähere Einzelheiten sind in dem Buch des Autors "Topfit durch Biodoping" nachzulesen.)

Unspezifische Immunstimulation

Neben Eigenblut kann auch mit Eigenurin eine wirkungsvolle Immunstimulation in Gang gesetzt werden. Dazu werden 1-2 ml Eigenblut oder 1/2 ml Eigenurin mit einem entsprechenden homöopathischen Mittel Naranatox Inj. (Pflüger), Kattinjekt -Myristica (Kattwiga), Infi-Echinacea, Nosoden-Inj., Infi-Inj. (Rovit), Metavirulent Inj. / Trf. (Fackler), gemischt und intramuskulär verabreicht. Neben den o.g. Präparaten dazu im Wechsel: Echinacea comp. (Hevert) und Lymphaden Inj. (Hevert). Eine weitere Stimulation des Immunsystems läßt sich mit Ozon-Blutwäschen erreichen, wobei etwa 100 bis 200 ml Eigenblut entnommen werden, dann mit Ozon und Homöopathika evtl. plus Vitamin C gemischt, und dann reinfundiert werden.

Je nach Schwere der Erkrankung sollte diese Maßnahme in den ersten vier bis acht Wochen zweimal wöchentlich erfolgen. Neben der hochdosierten Vitamin C-Therapie (siehe entsprechendes Kapitel) muß auf die ausreichend hohe Versorgung mit Vitaminen und Mineralien geachtet werden. Die tägliche orale Aufnahme sollte in etwa wie folgt aussehen:

* Vitamin C 1 bis 2 Gramm! (nicht Milligramm)
* pflanzliches Vitamin E 600 i.E.
* Zink 50 mg
* Selen 100 mcg
* OYO (Vit. B15, 1 x 2 Kapseln)

Bei der Hypothermie wird versucht, die Tatsache auszunutzen, daß Tumorgewebe bei 40 Grad und mehr zerfällt, sodaß mittels Injektionen und mittels Hypothermie-Kabinen entsprechende Temperaturen erzeugt werden. Ebenso kommen bei oberflächennahen Tumoren spezielle Bestrahlungsgeräte in Frage. Spenglersan G, ein unspezifisches Immuntherapeutikum, wird für den Zeitraum von 4 bis 6 Wochen jeden zweiten Tag 15 bis 20 Tropfen, entweder in der Ellenbeuge oder auf der Bauchhaut eingerieben.

Spezifische Immunstimulation

Hierbei hat sich die Mistel bewährt (siehe entsprechendes Kapitel), zum einen als hochdosierte Infusionstherapie mit Visorel, zum anderen als ansteigende Injektionsreihe, die vom Patienten selber durchgeführt wird. Enzyme, wie Bromelain, besitzen einen immunmodulatorischen Effekt und sind auch in der Lage, Krebszellen zu demaskieren.

Krebs-Nosoden (aus Krebszellen hergestellte Homöopathika), Autovaccine (aus Patientenblut hergestellte Injektionen), sowie Krebshomöopathika, wie z.B. Conium, Galium, Teucrium u.a. zeigen eine spezifische, immunstimulatorische Wirkung. Diese Homöopathika sind z.B. enthalten in:

* Conium Syn.118
* Pflügerplex Galium Nr. 149
* Metabiarex Inj. / Trf.

Bei Krebspatienten wird dem Immunsystem eine immense Leistung abverlangt, das Blut weist eine Reduzierung der immunkompetenten Zellen auf. Mit Zelltherapie-Präparaten wie Thymus, Milz, Bindegewebe läßt sich eine wesentliche Verbesserung der Immunleistung erreichen.

Factor AF 2 hat sich in der Praxis bewährt, dabei handelt es sich um gereinigte Leber- und Milzpeptide, die vor allem als Begleittherapie bei Chemotherapie zur Verbesserung und zum Schutz des Immunsystems verabreicht werden.

Ein in Rußland entwickeltes Präparat (Megalipin), ursprünglich für die etwas überforderten Lebern der Präsidenten entwickelt, zeigt hervorragende Eigenschaften, wobei die Zelle in die Lage versetzt wird, Sauerstoff besser aufzunehmen, die Wirkung der Chemotherapie wird teils um 200 % verbessert und die Nebenwirkungsrate wesentlich verringert.

Ebenso haben sich Injektionen von Schlangenreintoxinen bewährt. Schlangenreintoxine besitzen einen wirksamen Faktor, der in der Lage ist, die Gärung in den Krebszellen zu hemmen.

Rabjuvén® N wurde vor über achtzig Jahren in Zusammenarbeit mit dem Anthroposophen Rudolf Steiner als unterstützendes Medikament zur Krebsbehandlung entwickelt. Es handelt sich um einen Spezial-auszug aus Mistel und Pflanzengeschwulsten, sowie weiteren Homöopatika. Somit unterstützt Rabjuvén® N die Heilungskräfte des Körpers, das krankhaft wuchernde Gewebe abzubauen und neues Gewebe aufzubauen. Weiterhin wird die Entgiftungsfunktion des Leber-/Gallen-Systems und die Regulierung im Mineralhaushalt gefördert.

Spenglersan OM besitzt immunmodulatorische Eigenschaften, es zeigt eine auf die Krebszellen demaskierende Wirkung, sodaß diese für die körpereigene Abwehr angreifbar werden. Neben Spenglersan OM werden noch die Spenglersan G, E, T als immunstimulierende Einreibemittel verabreicht.

Die Firma Sanum stellt eine ganze Reihe hochwirksamer Präparate aus Pilzen und Bakterien her. Die Entwicklung dieser Präparate ist auf den Mikrobiologen Prof. Dr. Enderlein zurückzuführen und hängt mit dem Begriff Pleomorphismus zusammen. Enderlein konnte feststellen, daß Mikroorganismen im Laufe der Evolution von der ersten Zelle über den Pilz, das Bakterium, bis hin zum vielzelligen menschlichen Leben einen erheblichen Formwandel durchmachen können, und sich auch im menschlichen Blut nachweisen lassen. Die Wandelbarkeit dieser Formen beinhaltet aber auch die Möglichkeit, daß diese Mikroorganismen sich aus der ursprünglich nützlichen Form zu potentiell krankhaften Zuständen entwickeln können. Mit den Sanum-Präparaten wird eine Rückführung in die potentiell gesunde Urform angestrebt. Geeignete Präparate wären z.B. Latensin, Nigersan, Notakehl, Sankombi, Arthrokehlan U, Mucotehl und andere. Nebenbei darf noch erwähnt werden, daß sämtliche Präparate keine Nebenwirkungen zeigen.

Psychische Harmonisierung

Betrachtet man die Krebserkrankung nach der Gesetzmäßigkeit im Großen wie auch im Kleinen, so kann man Krebs durchaus mit unserer unstillbaren, gierigen Zivilisation, die ihre Umwelt auffrißt, vergleichen. Anders betrachtet, ist gesundes Leben nichts anderes als Schwingung, und zwar harmonische Schwingung. Krebszellen zeigen ein anderes Schwingungsmuster als gesunde Zellen. Ein gesunder Organismus ist auf gesunde Schwingung, bzw. Strahlung eingestellt. Strahlung, wie z.B. das Licht, ist nichts anderes als Schwingung und wir nehmen diese Schwingung, die von den Pflanzen mittels Chlorophyll in Glucose und Kohlenhydrate umgewandelt wird, als Lebensenergie auf. Heutzutage läßt sich durch Biophotonen-Messung zeigen, ob eine Frucht künstlich gedüngt wurde, mit Röntgenstrahlen zur Konservierung behandelt wurde oder in ihrem Ursprung natürlich belassen ist. Die Aufnahme solcher Lebensmittel wird in unserem Organismus unterschiedliche Wirkungen aufzeigen.

In unserem Jahrhundert ist der Mensch in vielfältiger Art und Weise auf sich selbst reduziert worden, wodurch er wichtige, ja lebenswichtige Aspekte der Eigenverantwortung verlernt oder teilweise ganz als positive Verhaltensweise verloren hat. Er erlebt eine Art innere Einsamkeit und tut sich schwer, seinem Dasein einen gehaltvollen und dadurch einen gesundheitsbewahrenden Sinn zu geben. Durch die schnell voranschreitende Entwicklung sowohl technischer als auch industrieller Gebrauchsgüter und vor allen Dingen durch die psychologisch gesteuerte Manipulation, daß jeder "alles" oder gar dasselbe mehrfach besitzen muss, ist eine Situation entstanden, die den Mensch dazu veranlasst, daß er den materiellen Besitztümern einen größeren Wert beimißt als sich selbst. Dass er dadurch eine Vernachlässigung in der Behandlung seiner eigenen Person bewirkt, scheint ihm nicht bewußt zu sein. Durch das Fokussieren auf materielle Dinge wird jedoch der Zielsuche nach dem Sinn des Lebens kein Dienst erwiesen.

Die in den letzten Jahren stetig zunehmende Eigenschaft, nur an sich selbst zu denken, kann man täglichen Presseberichten entnehmen, wenn diese mitteilen, daß Streitereien die Gerichte überfordern, daß Betrügereien sich selbst bis in die höchsten Regierungskreise ausweiten und in vielen Fällen nur dem Eigennutz dienen. Die Ausschmückung mit materiellen Dingen gibt aber zu erkennen, in welchem Maße der Mensch im Innern seiner selbst unzufrieden ist. Der künstliche Trieb zum "Haben" hat letztlich nur dazu beigetragen, daß wir zu einer Warengesellschaft wurden und dadurch negative Emotionen wie z.B. Neid und Mißgunst auf andere Menschen und deren Besitz verstärkt erleben. Dies wiederum führt unter Umständen zu einer Verhaltensänderung, die ihr Ziel darin sucht, uns einer totalen Überforderungssituation auszusetzen und damit durch unnötigen Energieverbrauch körpernotwendige biochemische Abläufe, welche die Mehrzahl der ausgeglichenen Verhältnisse (Homöostase) im Organismus aufrecht erhalten soll, nicht unterstützen, sondern schädigen. Dies ist besonders wichtig, da die Anpassungsfähigkeit, bzw. die Anpassungsenergie des Körpers begrenzt ist. Deshalb ist es auch verständlich, daß gewisse Organe, wie Herz, Nieren, der Magen-Darm-Kanal oder das Gehirn die meistbetroffenen Zielorgane sind.

Wenn wir jedoch unangenehme Gefühle vorbehaltlos als negativ und unveränderbar empfinden, ist dies nicht richtig. Zorn, überstarke Ängste oder andere starke Emotionen können sogar als positiv gesehen werden, wenn wir diese als Hinweis betrachten, der uns auf unhaltbare Situationen aufmerksam macht und wir dadurch die Chance bekommen, endlich zu handeln und eine positive Veränderung in die Wege zu leiten. Wenn wir aber negative Gefühle als unabänderbar akzeptieren und auf einem negativen Ausgang einer jeweiligen Situation beharren, versperren wir uns die Möglichkeit auf Weiterentwicklung oder eine positive Veränderung.

Negative Denkmuster lassen keine positive Selbstbetrachtung zu. Festhalten an negativen Erfahrungen der Vergangenheit beschränkt die Lebensqualität, ja verhindert die einfachsten Berührungspunkte mit derselben. Festhalten an alten Verhaltensnormen ohne Flexibilität erweist sich als eine Barriere, die uns davon abhält, neue Lebensqualität und hilfreiche Einstellungen zu erkennen und anzuwenden.

Gelingt es nicht, die Anpassungsenergie wieder auf ein normales Niveau einzustellen, unterliegt der gesamte organische Ablauf einer permanenten Überbelastung und die körpereigenen Abwehrkräfte werden dezimiert. Hierdurch fehlt dem Körper die notwendige Widerstandskraft und eine Ansiedlungsmöglichkeit für Krankheiten ist damit gegeben. Nehmen wir als Beispiel noch einmal die vorher angesprochenen negativen Gefühle von Neid und Mißgunst, die, wenn wir sie verspüren und ausleben, unter Umständen einen trügerischen Erfolg vermitteln, uns aber für diesen Trugschluß eine Menge an Energie kosten, Energie, die dem Körper an anderer wichtiger Stelle entzogen wird und fehlt. Daß ein solcher Vergleich jedoch von Anfang an zum Scheitern verurteilt ist, da wir in den meisten Fällen ein Vergleichsobjekt erwählen, das all die Dinge besitzt, die wir gerne selbst besitzen möchten, aber deren Besitz uns nicht gegeben ist, ist es nur zu natürlich, daß eine negative Eigenbewertung erfolgt. Dieses Beispiel ist typisch für eine Verschwendung von Energien.

Wenn wir jedoch unangenehme Gefühle sofort als negativ und unveränderbar empfinden, ist dies ein nicht gerechtfertigtes Empfinden. Überstarke Angst, Zorn oder andere starke Emotionen können sogar als positiv empfunden werden, da diese uns auf unhaltbare Situationen aufmerksam machen und wir dadurch in die Lage versetzt werden, zu handeln und eine positive Veränderung unseres Selbst in die Wege zu leiten. Wenn wir aber negatives Empfinden als unveränderbar akzeptieren und uns das Resultat einer jeweiligen Situation negativ betrachten, versperren wir uns die Möglichkeit auf Weiterentwicklung oder auf eine positive Veränderung. Wer sich meist nur als Opfer sieht, leugnet Eigenverantwortung und akzeptiert keine Selbstbestimmung. Negative Denkmuster lassen keine positive Selbstbetrachtung und Selbsterkenntnis zu. Festhalten an negativen Erfahrungen der Vergangenheit beschränken die Lebensqualität und verhindern die Bewältigung derselben. Festhalten erweist sich als eine Barriere, die uns davon abhält, neue Möglichkeiten zu erkennen und anzuwenden.

Jede Konfrontation mit der oftmals nicht sehr angenehmen Realität und den damit verbundenen Empfindungen der Bedrückung sind ein Teil unseres Lebens. Diese Empfindungen sollten wir aber nicht durch irgendwelche Ersatzhandlungen unterdrücken, sondern durch eine konstruktive Neuordnung unserem Leben wieder Sinn verleihen.

Diese Neuordnung sollte daraus bestehen, daß wir lernen, körpereigene Energien freizusetzen um diese in den Heilungsprozess einfließen zu lassen, damit diese Energien, nicht wie immer wieder praktiziert, zur Bekämpfung von Konflikten verschwendet werden, - Konflikte, die eigentlich in keiner Weise mit dem eigenen inneren Zustand in Verbindung stehen, sondern erst durch den selbst auferlegten Druck entstanden sind. Es obliegt einem jeden Menschen selbst, die Entwicklung, und damit den Weg zur Zufriedenheit zu gestalten.

Zufriedenheit wird aber nur Gestaltung erhalten, wenn wir ein ausgeglichenes Leben führen, uns also keinem Druck unterwerfen, sowie in der Lage sind, unnötige Belastungen oder Überforderungen abzubauen. Dies kann jedoch nur durch die Bereitschaft geschehen, unserer Lebenseinstellung durch Sichtwandel einen neuen Sinn zu geben. Wenn es uns nicht möglich ist, eine positivere Haltung einzunehmen, gelingt uns auch nicht, die alte negative Denkschablone zu verlassen und eine Neuentwickung anzustreben, um damit ein zufriedeneres Leben zu führen. Durch eine positivere Haltung wird es uns gelingen, einen Sinneswandel zu vollziehen und dadurch ein besseres Verständnis sowohl für die Funktionsabläufe des Körpers als auch über die gesamte Person zu erlangen. -Die Bewältigung unterschiedlicher Anforderungen wird nicht mehr unter Druck stattfinden, sondern in einem entspannten Zustand, einem Zustand, in dem die Arbeit an der Selbstverwirklichung nicht nur einfacher, sondern durch Rationalität und Flexibilität gezeichnet ist, und dadurch sinnvoller bewältigt werden kann. Das Grundprinzip, auf dem wir den Weg zur Zufriedenheit beschreiten können, ist jedoch nur wirksam, wenn wir den "Entschluß" fassen, mehr aus unserem Leben zu machen und die Fähigkeit unterstützen, diesen Entschluß auch in die Tat umzusetzen.-

Ein Mann namens Rockefeller

Als junger Mann war John Rockefeller sehr stark und muskulös wie ein Bauernbursche. Nach Eintritt ins Geschäftsleben trieb er sich selbst zu größeren Leistungen an als ein Sklavenhalter seine Leibeigenen. Als er 33 Jahre alt war, hatte er bereits die erste Million Dollar erarbeitet. Jeden wachen Augenblick widmete er seinem Werk. Im Alter von 43 Jahren beherrschte er das größte Geschäftsunternehmen der Welt. Im Alter von 53 Jahren war er der reichste Mann der Erde und bis dahin der erste Milliardär.

Diesen Erfolg hatte er mit seinem Glück und mit seiner Gesundheit bezahlt. Er entwickelte eine Alopezie. Die Krankheit ließ nicht nur das Kopfhaar, sondern auch die Wimpern und Augenbrauen ausfallen. Einer seiner Biographen schreibt, daß er ausgesehen habe wie eine "Mumie". Sein wöchentliches Einkommen betrug 1 Million Dollar, aber seine Verdauung war so schlecht, das er nur trockenen Zwieback und Milch vertrug.

Wie Scrooge, die Hauptperson in einem Roman von Dickens, war Rockefeller so einsam wie eine Auster. Einmal bekannte er, daß er "immer den Wunsch gehabt hätte, geliebt zu werden", aber es fehlte ihm die Erkenntnis, daß Menschen nur solche liebhaben, die Wärme ausstrahlen. Ohne Rücksicht auf andere hatte er oft Schwächere in den

Dreck gestoßen, um nur größeren Profit zu machen. In den Ölfeldern von Pennsylvanien war er so verhaßt, daß die Leute, die durch ihn um ihr Vermögen gekommen waren, ein Bild von ihm an einem Galgen erhängten. Tag und Nacht war er von Leibwächtern umgeben. Der ungeheure Reichtum, den er angesammelt hatte, gab ihm weder Frieden noch Glück. In der Tat, je mehr er versuchte, Reichtum zu behalten und zu vergrössern, um so mehr spürte er, daß das Geld ihn erwürgte. Er konnte nicht schlafen. Er konnte sich über nichts mehr freuen.

Als er 53 wurde, schrieb Ida Tarbell über ihn: "Sein Gesichtsausdruck ist wie der eines ganz alten Mannes. Er ist der älteste Mensch, den ich je gesehen habe."

Zwiebäcke und Milch, die er mit Widerwillen schluckte, konnten seinen ausgemergelten Körper und seine ruhelose Seele nicht mehr zusammenhalten. Alle waren sich darüber einig, daß er keine 12 Monate mehr leben würde. Die Zeitungsschreiber hatten seinen Nachruf bereits geschrieben und in ihrem Archiv griffbereit liegen.

In den langen Nächten lag er wach und dachte nach. In einer Nacht machte er eine eigenartige Entdeckung: Er stellte fest, daß er nicht einen einzigen seiner verdienten Dollars in die jenseitige Welt würde mitnehmen können. Es packten ihn Verzweiflung und Hilflosigkeit, wie sie bei kleinen Jungen vorkommen, die sehen, wie ihre Sandburg von der herankommenden Flut zerstört und hinweggespült wird.

Zum ersten Mal in seinem Leben ging ihm auf, daß Geld nicht dafür gemacht wurde, es aufzuhäufen. Es soll den Menschen dienen und Segen bringen. Wie Scrooge begann er am nächsten Morgen, sein Geld in Segen für andere zu verwandeln. Erstmals unterstützte er gemeinnützige Wohltätigkeitswerke. Er gründete die Rockefellerstiftung. Sein Reichtum wurde in Notgebiete der Welt weitergeleitet. Man müßte ein ganzes Buch schreiben, um den Segen zu schildern, der von den vielen hundert Millionen Dollar ausging, die er an Universitäten, Krankenhäuser, Missionsgesellschaften und Millionen armer Menschen weitergab. Seine Hilfe gab den Ausschlag, die Südstaaten von der furchtbaren Plage des Hakenwurms zu befreien. Jedesmal, wenn das Leben unserer Kinder durch eine Penicillinspritze gerettet wird, verdanken wir es John D. Rockefeller. Seine Geldspenden beeinflußten entscheidend die Entdeckung dieser Wunderdroge. Seine Dollars halfen der Forschung und helfen auch heute noch, Menschen von Malaria, Tuberkulose, Diphtherie und anderen Krankheiten zu retten.

Es ist nicht meine Aufgabe, die Segnungen zu schildern, die die Welt empfing, als Rockefeller sein Denken änderte. Ich möchte nur herausstellen, daß ein Wunder geschah, als er anfing, nach den Nöten anderer Ausschau zu halten. Er konnte wieder schlafen, konnte wieder alles essen und Freude am Leben empfinden. Bitterkeit, Groll, Lustlosigkeit und Egoismus wichen aus seinem Leben. Das Herz Rockefellers füllte sich mit Liebe und Dankbarkeit. Der Mann, der vorher abstoßend wirkte und kalt, war auf einmal voller Aktivität und Wärme. Als Rockefeller 53 Jahre alt war, schien es, daß er keinen weiteren Geburtstag erleben würde. Und als er anfing, auf Gottes Wort zu hören, erntete er reichen Segen.

"... Gebet, so wird euch gegeben, ein voll gerüttelt und überfließend Maß wird man in euren Schoß geben."

Diese Verheißung erfüllte sich in seinem Leben. Er feierte nicht nur seinen 54. und 55. Geburtstag, sondern er erfuhr ein "voll und überfließend Maß". 98 Jahre wurde er alt.

Elektrosmog

Tagtäglich werden wir bestrahlt, von Computern, Handys, Radiowellen und Fernsehen. Der Organismus muß Höchstleistung vollbringen, um die Zellen nicht aus dem Takt geraten zu lassen.

Ohne Zweifel zieht die moderne Gesellschaft aus der Verwendung elektrischer Geräte, Computer, Bildschirme usw. einen wirtschaftlichen und kommunikationsfördernden Nutzen, aber die daraus resultierenden Schäden gänzlich zu verneinen wäre Selbsttäuschung und Gesundheitsgefährdung zugleich.

Es ist auffällig, daß Krebserkrankungen in der Nähe von Hochspannungsleitungen (220 KV), Transformatoren, doppelt so häufig auftreten, wie bei Kontrollgruppen. Das gemessene Magnetfeld betrug im Mittelwert bei normalen Wohnungen 69 NanoTeslar, in der Nachbarschaft von Hochspannungsleitungen betrug der Mittelwert 220 NanoTeslar. Häuser mit Magnetfeldern von mehr als 300 NanoTeslar hatten eine doppelt so häufige Krebsrate als Kontrollgruppen. Bei Herzschrittmachern wird bei 20 NanoTeslar vor Störungen gewarnt, bei 100 NanoTeslar sind ernstzunehmende Störungen zu erwarten. Ein Elektro-Rasierer hat schon 100 NanoTeslar, aber nicht nur der künstliche Herzschrittmacher ist sehr empfindlich, sondern auch der natürliche. Als Schutz gegen Elektrosmog hat sich CONTRABOLAN (1 x 4 Kapseln) bewährt.

Aber schon einfache Worte, bös´ gesprochen, können unsere Zellen disharmonisch schwingen lassen. Jedes harte Wort, jede Beleidigung, zieht einen Adrenalinstoß nach sich mit Verengung von Gefäßen und daraus resultierenden Mikrozirkulationsstörungen und Sauerstoffnot in der Zelle. So bleibt die Frage, warum müssen es überwiegend schlechte Nachrichten sein, die man tagtäglich zu hören bekommt? Und bei der Überlegung, inwieweit TV-Sender, wie RTL oder SAT zur Harmonisierung beitragen, werden sie mehr der Auffassung gerecht, wenn man RTL mit rammeln, töten, labern und SAT mit seicht, anspruchslos und tödlich, übersetzt.

Das Ende der Ethik

Ein kurzer, aber umso erwähnenswerter Beitrag war in "Der Welt" von Umberto Eco (bekannt als Autor "Im Namen der Rose") zu lesen:

> "Jegliche moralische Doktrin lebt davon, Verhaltensweisen zu kreieren, die der Einzelne nachzuahmen anstrebt. So geschehen im Vorbildcharakter des Heiligen, des Guru, des Helden, des Weisen. Immer war es mühsam, sich diesem Vorbild zu nähern. Das Fernsehen hingegen zeigt mehr und mehr den Durchschnittsmenschen, dem zu gleichen keine Anstrengung mehr bereitet. Und doch besteht der Impuls, diesen Menschen zu gleichen, da sie mit den Weihen der Fernseh-Erscheinung ausgestattet sind. Mehr noch: Die TV-Vorbilder werden dies erst durch ihr abnormales Verhalten, durch ihre Sünden. Monica Lewinsky wird so zum stärkeren Vorbild als Florence Nightingale oder Mutter Theresa.
>
> Dass meine Vorhersagen zutreffen, ist ebenso unwahrscheinlich wie wünschenswert. Sollte ich mich als zu optimistisch erweisen, entschuldige ich mich. Estote Parati - Schauen Sie der Zukunft ins Auge!" (87)

Entspannungstechniken, wie Yoga, Tai Chi, Meditation, ebenso wie Akupunktur helfen auf dem Weg zum vegetativen Ausgleich.

Krankheiten, insbesondere die Krebskrankheit, werden bei uns meist mit negativen Assoziationen verbunden, automatisch wird Krebs mit Leiden, Schmerz und Tod verknüpft, was den Betroffenen und den Behandler leicht dazu veranlaßt, die Krankheit entweder zu verdrängen oder fatalistisch aufzugeben. Wenn man sich vor Augen hält, daß alle Lebewesen als oberstes Naturprinzip den Willen zum Überleben haben, und wir erkennen, daß wir bis zur Diagnosestellung den Krebs teilweise schon zehn bis zwanzig Jahre in uns getragen haben, dann kann es doch auch leicht sein, mit einer Umstellung zehn oder zwanzig weitere Jahre damit fertig zu werden. Ein Tumor der weiblichen Brust, der bei einer Größe von etwa 2 cm diagnostisch erfaßt wird, hat ca. zehn bis zwanzig

Jahre Wachstumszeit hinter sich.

Die Ausgangsbasis heißt zum ersten Veränderung des Bewußtseinsinhaltes und zweitens Änderung der Bewußtseinszustände.

Bei der Visualisierung nach Simonton wird mit der Vorstellungskraft gearbeitet. Der Patient sieht die Größe, bzw. die Kleinheit des Tumors, stellt sich vor, wie die Immunzellen die Geschwulst angreifen und vernichten.

In der Psychoimmunologie konnte man experimentell nachweisen, daß durch solche Bewußtseinsvorgänge Abwehrmechanismen aktiviert werden.

Es gilt die Kraft des Geistes, der Berge versetzen kann, zu aktivieren.

Wenn die Krebskrankheit als ein Weg aufgefaßt wird, ergeben sich für den Patienten oft sehr neue Aspekte und die Krankheit verliert ihre Angst, und ein Immunsystem ohne Angst verdoppelt seine Schlagkraft. Wer das Wesen der Krankheit als Disharmonie begreift, und seinem Leben harmonische Komponenten hinzufügt, in Form von Musik, in Form aktiver Malerei, durch soziales Engagement innerhalb der Familie, in der Umgebung, in seiner Umwelt, hat schon einen wesentlichen eigenen Beitrag zur Gesundung geleistet.

Und eine wichtige Fähigkeit, die wir alle einmal besessen haben, die uns aber zum Teil anscheinend abhanden gekommen ist, ist das Lachen, dessen Heilerfolg unbestreitbar ist, jedoch unterschätzt wird. Ein Freund, der in Australien lebt, berichtete, wie augenfällig es für ihn schon war, wenn er in Frankfurt aus dem Flugzeug stieg, wie betrübt und bedrückt die Gesichter aussahen, wie unfreundlich in den Restaurants bedient wird, und mit welchen unbeteiligten, freudlosen Gesichtern die Menschen durch die Straßen gehen. Falls sich der materielle Wohlstand umgekehrt proportional zum Lachen und zur Freude verhalten sollte, dann sollten wir vielleicht rasch etwas abgeben um wieder lachen zu können. Mein Ratschlag ist: eine feuchtfröhliche Runde in einem Bierzelt, wo gesungen und gelacht wird, ersetzt eine Menge von Tabletten und verscheucht eine Unzahl von Erkrankungen.

Selbstverständlich bietet auch die Homöopathie bewährte pflanzliche Wirkstoffe, die zum Ausgleich und Stabilisierung der Psyche führen. Bei uns in der Praxis haben sich Nervoregin-Injektionen bewährt.

Es mag vielleicht anmaßend und überheblich klingen, einem Krebskranken lachen zu empfehlen, wo einem doch bei dieser Diagnose eher das Lachen im Halse stecken bleibt. Bei Krebs haben viele multifaktorelle, negative Bausteine die Krankheit ausgelöst. Ebenso werden sehr viele kleine, aber dementsprechend nicht unbedeutende Gesundheitsbausteine zur Gesundung benötigt. Mit Lachen, um es einmal klarzustellen, ist nicht das Lächeln gemeint, oder nur eine lebensfreundliche Einstellung, sondern das Lachen, das sich zum Gelächter steigert, das Tränen hervorruft, das den ganzen Leib in Erschütterung versetzt.

Und nun die Frage: "Wann haben Sie, lieber Leser, das letzte Mal dieses Heilmittel eingesetzt?"

Es läßt sich nachweisen, daß beim Lachen die Mikrozirkulation verbessert wird, mehr Sauerstoff aufgenommen wird, die Entgiftungsleistung des Bindegewebes verbessert wird, und mehr Sauerstoff in die Zellen gelangt. Lachen sorgt für einen Ausgleich im vegetativen System, chronische Stressfaktoren werden reduziert, Glückshormone werden ausgeschüttet und die Angst wird eliminiert.

Insgesamt wird bei wiederholtem Lachen das gesamte Nerven-, Blut- und Zellsystem regeneriert. Das vegetativ-affektive Triebverhalten stabilisiert sich. Angst, Affekte und Emotionen verblassen durch das neue, heilsame, biopositive Verhalten des limbischen Systems. Dies wiederum garantiert eine natürliche Angepaßtheit an Spannungssituationen, zu denen auch die Angst als krankheitsauslösender Faktor zählt.

Mangel an Anpassungsfähigkeit der Zelle ist eines der Mosaiksteinchen, die zur Entstehung des Krebses beitragen.

Krebskranke zeigen eine Verschiebung des vegetativen Gleichgewichts zur sauren Seite hin und sind dementsprechend sympathikoton. Durch Lachen wird das vegetative System auf vagoton umgestimmt.

Aufmerksam wurde die Welt auf das "Heilmittel Lachen" durch den Fall des Norman Cousin. Als junger Mann erkrankte er an einer unheilbaren Kollagen-Erkrankung, die durch eine faserige Entartung der Grundsubstanz des Bindegewebes gekennzeichnet ist. Sein Zustand nahm solche Formen an, daß er sich nur noch unter größten Schmerzen bewegen konnte. Er mußte unablässig Mittel einnehmen, um wenigstens die größten Qualen auszuhalten. Von einer Heilung war überhaupt nicht mehr die Rede. Das wußte er selbst, denn er war Arzt. Da kam ihm eines Tages der rettende Gedanke, die unerträglichen Schmerzen, die fast nur noch in Stöhnen und Schreien ausarteten, in ein Lachen umzufunktionieren. Das war allerdings leichter gedacht als getan. Doch der Lebenswille Normans war stark. Er wandelte die Schmerzschreie mit letzter Kraft in Lachschreie um. Er übte wie besessen.

Und der Heilerfolg?

Der blieb nicht aus. Das Lachen gelang ihm mit der Zeit immer besser. Alle mögliche Lach-Literatur hatte er sich verschafft und stets um sich. Er lachte täglich wiederholt minutenlang. Und siehe da, die Schmerzen wurden zuerst eingedämmt, wurden erträglicher. Der Patient gab nicht auf. Eines Tages verschwanden die Schmerzen. Seine alte, normale Bewegungsfähigkeit kam langsam wieder zurück. Die Überlebenschance von 1 : 5000, wie sie bei dieser Krankheit angegeben wird, hatte gerade ihn getroffen.

Vielleicht war es Zufall?

Spiritualität

Der Kern der spirituellen Dimension, der bei dem Einen offen zutage tritt, bei dem Anderen zugeschüttet ist, liegt in der Einheit.

Wer stille wird, in der Meditation, im Gebet, dem erwächst der Glaube an die spirituelle Dimension, diese Einsicht ist der Architekt unserer Worte, die wiederum die Bausteine unserer Taten sind. Diese Erkenntnis von höchster Einheit zwischen Mensch und Natur, zwischen der Gesamtheit der Natur und ihrem Ursprung, ist als übergeordnete Ebene für ganzheitliche, physische Gesundheit Voraussetzung. Wenn man von Spiritualität spricht, so setzt das nicht notwendigerweise eine Zugehörigkeit zu einer religiösen Vereinigung voraus. Ausnahmslos jeder Mensch verfügt über solch eine spirituelle Dimension, unabhängig von seiner religiösen Orientierung, ob Protestant, Katholik, Jude, Moslem, Hindu oder Atheist, sie alle teilen eine spirituelle Dimension, auch wenn sie manche vielleicht nicht als solche sehen oder bezeichnen. Es sind zwei Grundqualitäten, auf die sich die Spiritualität bezieht, nämlich auf Tiefe und Verbundenheit. Je stärker spirituell ein Mensch entwickelt ist, umso leichter wird es ihm fallen, hinter die oberflächliche Erscheinung der Dinge, die Vielfalt an Meinungen und Bedeutungen zu sehen. Je weniger eine Person ihre spirituelle Qualität ausgebildet hat, desto eher wird sie dem äußeren Anschein der Dinge fälschlicherweise folgen, und nicht den Geist erkennen, der hinter den Dingen steckt.

Oberflächlich betrachtet, vermittelt eine Werbung Information. Wer aber weiter blickt, der erkennt das Profitstreben des Herstellers hinter der Werbung.

So ist es gerade für den krebskranken Patienten, der sich auf einer Gratwanderung befindet, äußerst wichtig, in die Tiefe zu blicken, hinter die Dinge zu schauen und Verbundenheit zu suchen.

Auf die Frage der Pharisäer, welches denn das wichtigste Gebot sei, antwortete Jesus: Liebe Gott über alles, aber das, was ihm gleichgestellt sei, liebe deinen Nächsten wie dich selbst.

Zum einen die Verbundenheit zum Höchsten, zum Schöpfer der Dinge, zu der Natur, und zum anderen die Verbundenheit zum Nächsten, denn nur dann kann ich im Ganzen gesunden.

Sexualität

Die Sexualität ähnelt der Politik, es wird viel versprochen, noch mehr erwartet, und wenig erfüllt. Zwar sind es die Hormone, welche zum einen das Verlangen innerhalb der Sexualität prägen, aber es ist der Geist, die Ideologie, die der Sexualität Qualität oder Qual verleihen.

Die Sexualität erstreckt sich nicht allein auf den Intimbereich, sondern umgibt uns in vielfältigen Erscheinungsbildern, wie in der Werbung, in den Printmedien, beim Fernsehen und Film. Wie kein anderes menschliches Verlangen, wurde die Sexualität vormals heftig bekämpft, und viele Jugendliche beziehen ihre erste Aufklärung oft nicht aus dem Elternhaus, sondern aus einschlägiger Literatur und Pornofilmen. Nicht unbedingt die beste Grundlage für eine spätere partnerschaftliche, liebevolle Beziehung.

Teilweise hören sich die verschiedenen Formen von Diffamierung der Geschlechtlichkeit, von moralischer Verteufelung der Sexualität, die an sich böse ist, bis zu gesundheitlichen Argumenten, wie Masturbation ist schädlich, lächerlich an. Noch heute scheuen sich gewisse religiöse Kreise nicht, die Geburtenkontrolle abzulehnen, aber nicht aus dem Grund, weil es ihnen um die Heiligkeit des Lebens geht, sondern um die Sexualität zu verunglimpfen.

In der chinesischen Analogie-Lehre wird Yin und Yang, das weibliche und männliche Prinzip als Ganzheit bezeichnet. Eine gesunde und glückliche Beziehung zeigt beide Pole im Gleichgewicht. Jede Verschiebung des Gleichgewichts, sei es nach oben oder nach unten, zieht Störungen nach sich.

Es mag zu denken geben, daß bei der Frau der Brustkrebs an erster Stelle steht. Betrachtet man die Brust als prägendes Symbol der Weiblichkeit, so mag es vielleicht nicht erstaunen, wenn der Brustkrebs durch partnerschaftliche Probleme, Gleichgültigkeit und Lieblosigkeit mit verursacht wäre.

Häufig ändert sich mit der Eheschließung die Situation grundlegend, aus der heißen Phase der Verliebtheit, der allmählich die Liebe folgen sollte, wird ein Ehevertrag, der beiden exclusive Besitzrechte gibt. Auf den Körper, auf die Gefühle, auf die Zuwendung, und letztendlich auf den programmierten Leerlauf. Niemand muß mehr erobert werden, die Liebe kann nicht wachsen, sie ist zu einem Besitz geworden, und Besitz langweilt, - ein Vorgang, der nie zur Erfüllung und damit zur Zufriedenheit führen kann.

Die Liebe hingegen ist eine natürliche Fähigkeit, ist ein produktives Tätigsein, es bedeutet, für jemanden oder auch für etwas zu sorgen, ihn oder es zu kennen, auf ihn oder es einzugehen, zu bestätigen und sich mit ihm zu freuen.

Diese Liebe ist nicht auf einen Menschen beschränkt, sie umfasst auch einen Baum, ein Bild, eine Idee, die Umwelt und es heißt Leben, Lebendigkeit steigern, es ist ein Prozess des Erneuerns.

Die Bedeutung der Sexualität läßt sich auch daran ablesen, daß sie als zweites Chakra zu den sieben Haupt-Chakren gehört.

Der Begriff Chakra kommt aus dem Sanskrit, einer uralten indischen Schriftsprache und bedeutet Lichtrad. Die Energielehren verschiedenster alter Kulturen berichten von diesen drehenden Rädern, als Energieversorgungs- und Umwandlungsstationen der menschlichen Wesenheiten. Therapeutisch relevant, weil von absolut übergeordneter Bedeutung sind die sieben Haupt-Chakren. Sie werden mittig an der Körper-Vorderseite lokalisiert. Das erste Chakra (Wurzel-Chakra) liegt unterhalb des Steissbeins, das siebte Chakra (Kronen- oder Scheitel-Chakra) liegt auf der Kopfmitte. Die Energie dieser Chakren wird auch als aufsteigende Schlange im Gegensatz zum Teufel, der sich als Schlange nach unten windet, symbolisiert.

Gesundheit bedeutet ständiger Energiefluß innerhalb dieser Chakren.

Das Sakral- oder Sexual-Chakra verbindet den Menschen mit seinen ursprünglichen und ungefilterten Emotionen. Der Mensch ist offen für befruchtende, positive Energien. Dieses Chakra ist im körperlichen und seelischen für die Reinigung und Entgiftung zuständig. Auf der physischen Ebene äußert es sich durch die ausscheidenden Funktionen von Niere und Blase und im geistigen durch das Loslassen und Fließenlassen der Gefühle.

Energetisch-funktionelle Störungen zeigen bei Unterfunktion gestörtes Selbstwertgefühl, Erstarrung, sexuelle Gefühlskälte, blockierte Sinnlichkeit. Bei Überfunktion teils übersteigerte und egoistische Sexualität mit vergröberter Sinnlichkeit. Das Sexualleben wird zu einem Drüsenablauf degradiert und begibt sich damit auf einen animalischen Standard.

Um eine Partnerschaft glücklich zu gestalten, muß man ihr den besitzorientierten Charakter nehmen und den Partner als gleichwertige Person anerkennen.

Zur Liebe gehört eine Fähigkeit, die nicht jeder Mensch automatisch besitzt (was nützt das größte Talent, wenn es nicht gefördert wird?). Diese Fähigkeit wird in der Kindheit und während der Jugend erworben, sie kann sich weiterentwickeln oder auch abstumpfen. Es ist die Fähigkeit, mit offenem Herzen, mit Aufgeschlossenheit die Umwelt wach und aufmerksam sensitiv wahrzunehmen. Liebe wird nicht über den Verstand, sondern über die Sinne vermittelt. Die Liebe des Kindes zu Tieren, Blumen, zu sich selbst und den Mitmenschen, zu der Umwelt ist absolut unsexuell, weil sie keine sexuelle Befriedigung erwartet. Es handelt sich um die Offenheit der Sinne, die liebend wahrnehmen und psychisches Wohlbefinden erzeugen.

Die Liebesfähigkeit sollte, wenn die Geschlechtsreife einsetzt, voll entwickelt sein, dann kommt die Sexualität als ein neues, positives Erlebnisfeld hinzu.

Zärtlichkeit erlernt man, indem man sie selber erfährt, und zwar von frühester Kindheit an. Die wichtigsten Erfahrungen über zwischenmenschlichen Umgang, über Zärtlichkeit, Zuneigung und Liebe erleben wir bis zum sechsten Lebensjahr.

Zufriedene Kinder haben meist die große Chance, auch zufriedene Erwachsene zu werden, und zeigen gegen Krebserkrankung ein äußerst schlagkräftiges Immunsystem auf. Das läßt sich auch in Tierversuchen zeigen, wobei z.B. zufriedene Ratten, im Gegensatz zu ihren unzufriedenen Käfiggefährten, eine Überimpfung von Krebszellen aufgrund eines ausgeprägten Immunsystems besser überstehen.

Die Frage, wie sich zufriedene von unzufriedenen Ratten unterscheiden, liegt an ihrer Haltung. Die unzufriedenen Ratten werden mit Elektroschocks, lauter Musik, Lichtschocks und anderem unter Stress gehalten.

Zusammenfassend läßt sich sagen:

Liebe ist kein Zufall, Liebe ist eine Kunst, die es zu lernen gilt!!!

Beten hilft dem kranken Herz

Wenn Beten schon dem kranken Herz hilft, wie eine Studie zeigt, so ist nicht auszuschließen, daß Beten auch bei anderen Erkrankungen und auch bei Krebs hilfreich sein könnte.

Aus einer Studie, die in Kansas City gemacht wurde, geht folgendes hervor:

Gläubige beten für geliebte Menschen in Schwierigkeiten und für ihren kranken Nachbarn. Doch auch das Beten für wildfremde Menschen scheint einen Effekt zu haben. Schon frühere Studien wurden diesbezüglich fündig. Jetzt ließen Kardiologen aus Kansas religiöse Menschen für Herzkranke auf einer Intensivstation beten - mit Erfolg!

Amerikanischen Autoren war die Frage, ob sich Beten günstig auf hospitalisierte Herzpatienten auswirkt, immerhin eine randomisierte, doppelblinde Parallelgruppenstudie wert, und die renommierten "Archives of Internal Medicine" haben das Ergebnis veröffentlicht. Rund 1000 im Laufe eines Jahres auf einer Intensivstation für Herzkranke aufgenommene Patienten wurden in zwei Gruppen aufgeteilt, eine durch Beten unterstützte und eine Kontrollgruppe. Man aktivierte 15 Teams zu je fünf Betern, Gläubige unterschiedlicher Konfession, aus der Bevölkerung. Jeder betete für Kranke, von denen ihm lediglich die Vornamen mitgeteilt worden waren.

Die meisten Beter waren ältere Frauen mit einem offenbar guten Draht nach oben. Denn die (zusätzlich zur normalen Therapie) vier Wochen lang täglich bebeteten Patienten schnitten als Gruppe nach dem sogenannten Mid America Heart Institute Cardiac Care Unit-(MAHI-CCU) Score, der die Gesamtzahl der Maßnahmen und Ereignisse während des Krankenhausaufenthalts mißt, signifikant günstiger ab. Pech für diejenigen, die in der Kontrollgruppe gelandet waren. Die Länge der stationären Behandlung allerdings wurde nicht beeinflußt.

Wenngleich der potentielle Einfluß nichtautorisierten Betens im Hintergrund ungeklärt blieb, schien, so hieß es, das signifikante Studienergebnis für das Beten als eine Art alternativer oder komplementärer Medizin zu sprechen. Die erfreut sich offenbar in den USA wachsenden Interesses. (86)

REGENERATION - REVITALISIERUNG

Die zunehmende Erschöpfung beim Tumorpatienten läßt sich mit Royalbolan (Gelée Royal), Cuvital (Q 10 + Vit., 1 x 4 Kapseln), Superbolan (Aminosäuren) und Carnebolan (L-Carnitin), Anabol Hevert-Trf., Hevert Aktivon-Trf. ausgezeichnet angehen. Da bei Krebserkrankungen der Körper regelrecht leer gefressen wird, was auch die rapide Gewichtsabnahme erklärt, wird in der Folge auch das Immunsystem geschwächt. Krebszellen ziehen einen großen Teil der Energielieferanten an sich. Die daraus resultierende Schwächung des Kranken ist bekannt.

Carnebolan (L-Carnitin) zeigt zwei günstige Wirkungen: Zum einen verbessert es die Funktion des Immunsystems, zum anderen hilft es bei der Enegiebereitstellung. Zu Anfang der Therapie hat es sich als sinnvoll erwiesen, 2 bis 3 Carnebolan-Ampullen täglich zu trinken, dadurch wird zum einen die Müdigkeit reduziert, die Ausdauer gesteigert und das Immunsystem energetisch gestärkt.

L-Carnitin schützt den Organismus vor Nebenwirkungen, die durch Chemotherapie, z.B. am Herzen oder an der Leber auftreten.

Großmutters altbekannte Kraftbrühe aus einem schönen Stück Rindfleisch bezieht unter anderem ihre Hauptwirkung aus dem im Fleisch enthaltenen, leicht wasserlöslichen Carnitin.

In der onkologischen Praxis haben sich zur Aktivierung des Immunsystems und zur Revitalisierung im besonderen Maße Infusionskuren und Mineralstoff- und Spurenelement-Aspartaten bewährt. Diese Infusionen haben den Vorteil der hundertprozentigen Bioverfügbarkeit und einer hohen Wirksamkeit. Diese Mineralstoff-Spurenelement-Infusionen (Inzolen- Infusio E) eignen sich auch besonders dann, wenn der Patient einer oralen Therapie nicht (mehr) zugänglich ist.

Großangelegte epidemiologische Studien haben die präventive und therapeutische Wirkung von Antioxydantien in der Onkologie bestätigt. Dabei kommt Kombinationspräparaten, die antioxidative Vitamine in Kombination mit Selen und Coenzym Q10 als stark wirksames Antioxidans und Stoffwechsel-Aktivator enthalten, eine große Bedeutung (Cuvital Kapseln) zu.

Royalbolan (Gelée Royal / Trinkampullen) als Futterstoff der Bienenkönigin, weist in seiner Ausgewogenheit, die eine Mischung aus

Aminosäuren, pflanzlichen Antibiotika, Mineralien und anderen Vitalstoffen ist, enorme Heilkraft auf. Das läßt sich allein an der Lebenszeit von etwa 3 bis 5 Jahren der Bienenkönigin ablesen.

Im Gegensatz zu den Arbeitsbienen, die kein Gelée Royal bekommen und deswegen eine Lebensdauer von nur 4 bis 6 Wochen aufweisen.

Ginseng wird auch als ein "König" der Naturarzneien bezeichnet und ist seit rund fünftausend Jahren eine der begehrtesten und traditionsreichsten Heilmittel in der Chinesischen Medizin. So steht der Ginseng im ersten Arzneibuch der chinesischen Kaiser, dem Pen t´sao, an Platz eins.

Am Koreanischen Krebszentrum in Seoul wurde die Wirkung von Ginseng in einer über zehn Jahre laufenden Studie an mehr als 4.000 Teilnehmern erprobt. Nachdem die Forscher zunächst den Ginseng-Extrakt an Mäusen erprobt hatten und dabei eine deutlich krebshemmende Wirkung feststellten, lässt die daraufhin initiierte Untersuchungsreihe am Menschen den Schluss zu, daß auch das Krebsrisiko beim Menschen um mehr als die Hälfte sinkt, wenn monatlich mindestens einmal Ginseng konsumiert wird. Die Schutzwirkung des Ginseng beschränkt sich dabei nicht auf bestimmte Organe, scheint aber Magen- und Darmkrebs besonders gut zu verhüten.

Die koreanischen Krebsforscher vermuten, daß die lebensverlängernde Wirkung des Ginseng eine Folge seiner krebshemmenden Eigenschaften sind. Berücksichtigt man die vielen Inhaltsstoffe des Ginseng (siehe Tabelle), so lässt sich die krebshemmende Wirkung möglicherweise in den als Krebsschutzfaktoren diskutierten Wirkstoffen Selen und Germanium sehen.(119)

Inhaltsstoffe der Ginsengwurzel

Spezifische Wirkstoffe

Panaxdiol-Gruppe	Ra1, Ra2, Ra3, Rb1, Rb2, Rb3, Ginsenoside Rc, Rd, Rg3, (+Rh2, Rs1, Rs2 - nur im Roten Ginseng)
Panaxtriol-Gruppe	Re, Rf, Rg1, Rg2, Rh1, Rho
Oleanolsäure	Ro
Phenole	Maltol (nur im Roten Ginseng)

Unspezifische Wirkstoffe

Vitamine	Vitamin B12, Folsäure, Nicotinsäure, Pantothensäure, Biotin, Nicotylamid
Mineralstoffe	Kupfer, Kalzium, Magnesium, Kalium, Natrium, Phosphor, Eisen, Aluminium
Spurenelemente	Nickel, Mangan, Chrom, Zink, Selen, Molybdän, Kobalt, Vanadium, Germanium
Aminosäuren	Asparaginsäure, Glycin, Allanin, Prolin, Valin, Isoleucin, Tyrosin, Phenyllalanin, μ-Aminobuttersäure, Arginin
Ätherische Öle (0,05 %)	200 Einzelkomponenten
Fette	Neutralfette
Zucker (5 %)	Glucose, Fructose, Saccharose, Maltose Trisaccharide

Weißer und Roter Ginseng sind nicht verschiedene Spezies einer Pflanze, sondern vielmehr zwei verschiedene Handelsklassen, die auf verschiedene Art konserviert werden und unterschiedliche Qualitätsmerkmale aufweisen.

Weißer und Roter Ginseng stammen beide von der gleichen Pflanze, Panax Ginseng, C..A. Meyer, die in den besten Qualitäten aus den traditionellen Anbaugebieten Nordostasiens stammt.

Pflanzen aus der Tiefebene, etwa in Nordchina und Südkorea, werden meistens nach drei bis vier Wachstumsjahren geerntet und als Weißer Ginseng gehandelt. Da frischer Ginseng sehr anfällig ist, wird er in der Sonne getrocknet und zügig verarbeitet. Die Wurzel erscheint gelblich-weiß. Häufig als Extrakt oder als loses Pulver, kommt dieses Produkt unter der Bezeichnung Weißer Ginseng oder Ginseng auf den Markt.

Für den begehrten und den besonders wertvollen Roten Ginseng werden dagegen meistens höherwertige, sechsjährige Pflanzen von sehr ausgesuchter Qualität ausgewählt. Der Name Roter Ginseng ist kein Pflanzenmerkmal, sondern weist auf eine uralte, traditionelle und sehr wirksame Methode hin, Ginseng haltbar zu machen. Roter Ginseng hat in der Regel einen hochkonzentrierten Wirkstoffgehalt.

Die geernteten Wurzeln werden frisch einem natürlichen, konservierenden Dämpfungsverfahren unterzogen, wobei sich die Wurzeln rot-orange färben. Sie werden dabei sehr hart und widerstandsfähig. Die Wirkstoffe bleiben durch diese Art der Konservierung besser erhalten. Anschließend werden die Wurzeln getrocknet. Roter Ginseng wird meistens zu Extrakten oder Extraktpulver weiterverarbeitet, eine Darreichungsform, die in der Naturheilkunde gerne empfohlen wird. Es gibt aber auch die getrocknete und gemahlene Ginsengwurzel als loses Pulver, wie es in der chinesischen Medizin angewendet wird, oder als moderne Einnahmeform in Kapseln (Roter Ginseng von Gintec).

Ginseng: Wirkstoff-Analyse (120)

Gehalt an Ginsenosiden

Ginsengprodukte (Ginseng-Anbieter)	Summe der Ginsenoside (=Ginseng wirkstoffe) in mg (bezogen auf 100 g/ 100 ml des vorliegenden Produktes)
Reform Ginseng	1,93 mg
Reform Ginseng extra Stark flüssig (Börner)	15,82 mg
Ginsana G 115 Flüssig (Pharmaton)	38,75 mg
Tai Ginseng flüssig (Dr. Pöhlmann)	57,48 mg
Kumsan Ginseng Flüssig (Much)	63,03 mg
Geriatric Pharmaton Vital Kapseln (Pharmaton)	120 mg
Sanhelios Ginseng Kapseln plus (Börner)	170 mg
Tai Ginseng Dragees (Dr. Pöhlmann)	340 mg
Ginsana G 115 Kapseln (Pharmaton)	370 mg

Ginseng "Die Aktiv Kur" (Natura)	383 mg
Koreanischer Ginseng-Tee Instant (Hanil)	810 mg
Grano Vita Ginseng Verstärkt (DE-VAU-GE)	930 mg
Kumsan Ginseng Kapseln (Much)	1117 mg
Reform Ginseng Kapseln Extra stark (Börner)	1140 mg
Gintec Ginseng Tee (Gintec)	1140 mg
Alsi Ginseng (Alsitan)	4610 mg
Roter Ginseng Kapseln v. Gintec (Gintec)	6310 mg
Roter Ginseng Extrakt v. Gintec (Gintec)	6470 mg
Roter Imperial Ginseng v. Gintec (Gintec)	13 940 mg

Eine weitere, regenerative Maßnahme bietet die Ozontherapie, die in Form einer Eigenblutinfusion, gemischt mit Homöopathika und Vitaminen, verabreicht wird. So läßt sich eine weitere Revitalisierung des erschöpften Organismus erreichen.

Geeignete Präparate sind:

* Regeneratio (Pflüger)
* Rutibal (Pflüger)
* Coenzym comp. (Heel)
* Ubichinon comp. (Heel)

Entgiftung

Zu den Entgiftungsorganen zählen Darm, Niere, Leber, Haut und die Lunge.

Über eine entsprechende Atemtherapie werden neben der Regulation des vegetativen Systems vermehrt CO_2 und andere giftige Substanzen abgeatmet. Durch Sauna und Bürstenmassagen läßt sich die wertvolle Entgiftungsfunktion der Haut nützen. Zusätzlich kann mit den Massagen über die verschiedenen Reflexzonen ein harmonisierender und regenerierender Einfluß auf die inneren Organe genommen werden.

Jedes Organ besitzt sowohl auf der Fußsohle wie an den Händen Bezugspunkte, die bei Druckschmerzhaftigkeit Erkrankungen anzeigen und dementsprechend über diese Punkte auch therapiert werden können.

Die Anregung des Darms erfolgt mit Biobolan-Tabletten (Darmbakterien) und Alliobolan-Kapseln (Bärlauch). Die Entgiftungstherapie von Leber, Niere und Lymphe erfolgt mit einer Mischinjektion von

Derivatio (Pflüger)
Acidum Sarcolacticum (Pflüger)
Hepar H (Pflüger)

im Wechsel mit

Hepar-Hevert
B 12-Hevert
Heweberberol
Lymphaden Inj. Hevert

dazu wird oral verabreicht:

1. Phönix Antitox
Phönohepan
Phönix Solidago und
Phönix Lymphophön
nach besonderem Einnahmeschema

nach Beendigung von 1

2. Scordal
Carduokatt Trf.
Hydrastis Synergon Nr. 115

nach Beendigung von 2

3. Lympholact Trf.
Heparanox Trf.
Pflügerplex Galium Nr. 149
Meta-Solidago S Trf.

je zweimal 40 Tropfen täglich. Zusätzlich zu der Entgiftungstherapie ist es wichtig, genügend Flüssigkeit zu trinken, um die gelösten Stoffe auszuschwemmen, sodaß mindestens 1,5 Liter und mehr zu empfehlen sind.

Bindegewebe

Eine Entgiftungstherapie, bei der nicht die herausragende Aufgabe des Bindegewebes Erwähnung finden würde, wäre unvollständig.

Die Bedeutung der bindegewebigen Grundsubstanz spielt eine ebenso große Rolle für den Stoffwechsel, wie die Zelle selbst. Die Grundsubstanz besteht aus einem Maschenwerk aus hochpolymeren Zucker-Eiweiß-Komplexen, die jede einzelne Zelle umgeben.

Diese Zucker-Eiweiß-Moleküle, unter denen die Proteoglykane und Glykos-Amino-Glykanen den Löwenanteil stellen, sind gradig miteinander vernetzt und bilden so gewissermaßen ein Molekularsieb, durch das alle Stoffwechselprodukte auf ihrem Weg von den Kapillaren zu den Organzellen hindurch müssen. Die Grundsubstanz durchzieht sämtliche Zwischenzellräume des Organismus, erreicht jede Zelle und reagiert stets einheitlich, sie spielt daher eine ganz wesentliche Rolle bei der Entstehung und Heilung von Krankheiten.

Etwas anschaulicher läßt sich die Bedeutung des Grundsystems am Beispiel einer Stadt beschreiben.

Wenn die Häuser als Organe, die Wohnungen als die einzelnen Zellen betrachtet werden, so sind die umliegenden Strassenzüge das Grundsystem. Sämtliche Nährstoffe, Informationen, sowie Abfallbeseitigung müssen das Grundsystem passieren. Die bindegewebliche Grundsubstanz ist im gesunden Zustand stets im Gleichgewichtsprozess zwischen Auf- und Abbau (Fibrogenese-Fibrolyse) unterworfen. Wie das Wechselspiel zwischen Ebbe und Flut garantiert dieses polare Spannungsfeld den notwendigen Stofftransport.

Dazu sind bestimmte Enzyme, die sogenannten Matrix-Metallo-Proteinasen, die in ihrem aktiven Zentrum Zink enthalten, notwendig. Dieser Gleichgewichtsprozess, in dem das Bindegewebe auch zwischen den Polaritäten "sauer" und "alkalisch" pendelt, kann durch vielerlei Prozesse, z.B. durch falsche Ernährung, gestört werden.

Eine Ernährung und unsere Zivilisationskost mit hohen Anteilen von Zucker, stört dieses Gleichgewicht, führt zu einer Übersäuerung des Bindegewebes mit daraus resultierender Verlangsamung bis hin zu Starre.

Am Ende dieses Prozesses bleibt der abgewürgten Zelle nichts anderes übrig, als mit Krankheit und Krebsentstehung zu reagieren.

Der Schlüssel zur Heilung für nahezu sämtliche Krankheiten liegt hier im Bindegewebe. Zusammenfassend sei noch einmal darauf hingewiesen, daß Zucker nicht nur Karies bedingt, sondern in der Grundsubstanz durch die nicht enzymatische Glycosylierung (Anbindung von Stoffwechselgiften) zu irreversiblen Endprodukten und massiver Schädigung des Immunsystems führt. Auf einen Nenner gebracht: Zucker ist für den Organismus ein bisher unterschätztes Gift!!!

Zur Anregung der Entgiftung und zur Aktivierung der Bindegewebsfunktion eignet sich hervorragend die Derivatio-Injektion (Pflüger) in Verbindung mit Lactopurum-Injektionen (Pflüger). Beim krebskranken Patienten werden zur Entsäuerung des Bindegewebes, was natürlich auch bei anderen schweren chronischen Erkrankungen möglich ist, fünf Lactopurum-Ampullen in Form einer Infusion verabreicht. Zur oralen Einnahme hat sich Lactisol Liquidum (Galactopharm), 4 x 40 Tropfen, bewährt.

Mit Sauna hat man ein einfaches, probates Mittel um den Körper über die Haut zu entgiften. Wer noch nie Sauna gemacht hat, und meint, Sauna nicht vertragen zu können, sollte es wenigstens einmal probieren, zwei, drei, vier, fünf Minuten zu Anfang reichen aus, und der Körper hat die Möglichkeit sich zu adaptieren.

Als Kontraindikation seien schwere Herzerkrankungen genannt. Die üblicherweise angeführten Bedenken bei Krampfadern, die gegen eine Sauna sprechen sollen, werden von mir nicht geteilt, weil der zu erwartende Nutzen beim Krebskranken wesentlich größer ist.

Um die Entgiftung entsprechend anzuregen, ist es wichtig, vor dem Saunagang wenigstens einen Liter und mehr Flüssigkeit zu trinken.

Herz- und Kreislauf-Unterstützung

Um all die notwendigen Leistungen des Immunsystems, die Entgiftungsleistung und Regeneration der Zellen zu gewährleisten, benötigt der Organismus eine stabile Herzfunktion.

Das Herz nimmt in der Hierarchie der Organe eine herausragende Stellung ein, es wird selbst, im Gegensatz zu allen anderen Organen, nicht von Krebs befallen. Wenn es uns gelingen würde, uns vielleicht noch zum Teil unbekannte Herzeigenschaften auf andere Organe zu übertragen, hätten wir einen sicheren Schutz vor Krebs.

Die Spannung der Zellmembranen liegt bei etwa 70 Millivolt bis 90 Millivolt. Solange diese Spannung aufrechterhalten wird, kann es nicht zur Gärung kommen, und es können keine Krebszellen entstehen. Das Herz hat eine etwas höhere Spannung als die übrigen Zellstrukturen und besitzt somit einen zusätzlichen Schutz vor Krebs. Sämtliche Zellen besitzen eine Photonen-Emission (schwache Lichtabstrahlung). Der Biologe Dr. Popp, der über diese Photonen-Emissionen geforscht hat, bringt die Krebsentstehung mit dem Verlust der Zellstrahlung in Verbindung.

Nach chinesischer Polaritätslehre ist Gesundheit ein Gleichgewicht zwischen den Elementen Yin und Yang, und Krankheit eine Verschiebung innerhalb dieses Polaritätsbereiches. Aber auch in der modernen Medizin finden wir entsprechende Polaritätspaare:

- sauer - alkalisch
- katabol - anabol
- sympathikoton - parasympathikoton

In der Akupunktur-Lehre ist das Herz ein Yin-Organ, und als entsprechendes Yang-Organ wird dem Herzen der Dünndarm zugeordnet. Dabei ist wiederum bemerkenswert, daß der Dünndarm, im Gegensatz zum Dickdarm, trotz seiner starken funktionellen Inanspruchnahme in der Krebsstatistik der Verdauungsorgane mit Abstand an letzter Stelle steht.

In der Analogie ist dem Herzen das Feuer, der Süden, der Sommer, die Hitze und die Freude zugeordnet. Es bleibt die Frage, ist es nicht dieses Feuer der Freude, welches das Herz schützt, und Krankheiten keinen Raum zur Entstehung läßt.

Die zugehörige Geschmacksrichtung des Herzfunktionskreises ist das Bittere, eigentlich das Geröstete, d.h., das im Feuer Gebrannte, man denke an den Kaffee. Bekanntlich haben Röst- und Bitterstoffe eine besondere Wirkung auf das Herz.

Von den Sinnesorganen wird dem Herzen symbolisch die Zunge zugeordnet, aber nicht die Zunge im Sinne der Fähigkeit "schmecken", diese wird dem Sinnesorgan Mund zugeordnet, sondern als Sprachvermittler, so wie es in dem lateinischen Wort lingua verwendet wird, das sowohl für Sprache, wie für Zunge steht.

Hier ist also die Funktion als Verbindung und Kommunikation nach außen, so wie das Herz über Blut und Blutgefäße, über das Netz von Adern und Kapillaren im Inneren kommuniziert.

Worte können Balsam, aber ebenso verletzend wie Messer sein, je nachdem, von welcher Herzensqualität sie getragen sind.

Ein entsprechendes homöopathisches Mittel für das Herz, wenn die Freude fehlt, ist z.B. Aurum, das Gold. Weitere wichtige Mittel zur Unterstützung von Herz und Kreislauf sind Crataegus (Weißdorn), Convallaria (Maiglöckchen), Veratrum (weiße Nieswurz), Kaktus (Königin der Nacht) und andere.

Diese Mittel sind enthalten in:

* Kattwiga Gold Trf.
* Gericardial
* Dystophan
* Naranacor H
* Phosetamin (Herz-Mineralien)

Als Injektionen:

* Adonis-Hevert Inj.
* Crataegus-Hevert Inj.

Das Kreuz mit den Kassen

Die Erstattungsfähigkeit naturheilkundlicher Therapien ist nach wie vor ein Spießrutenlaufen. Durch die neue Gesetzgebung sind den Kassenärzten teilweise die Hände gebunden. Um eine biologisch ganzheitliche Therapie durchführen zu können, ist Zeit notwendig, die in einer Kassenpraxis nicht vorhanden ist und wenn sich der Arzt diese Zeit nehmen sollte, wird sie von den Kassen nicht honoriert. Die Entscheidung liegt primär beim Patienten: was will er? -

Auf der einen Seite eine "ausreichende" Therapie, das wäre die Note "vier", im gesetzlichen Rahmen (Sozialgesetzbuch V § 12) abgesichert oder eine sehr gute bis gute Therapie, die Note eins bis zwei, wobei er jedoch selber einen finanziellen Beitrag leisten muß.

Denn nach § 2 steht dem Kassenpatienten nur zu, "was dem allgemein anerkannten Stand der medizinischen Erkenntnisse" entspricht. Bis aber eine neue Methode "allgemein anerkannt" ist, können Jahrzehnte vergehen und der kranke Kassenpatient liegt längst im Grab. In den Gremien, die für die allgemeine Anerkennung zuständig sind, sitzen in der Regel Interessenvertreter, die alle neuen Entwicklungen gnadenlos boykottieren, wenn sie ihren Interessen (oder den Interessen ihrer Auftraggeber) widersprechen. Aber damit sind wir noch nicht am Ende: Eine Behandlung kann notwendig und ausreichend sein und dem allgemein anerkannten Stand der medizinischen Erkenntnisse entsprechen und dennoch hat der Kassenpatient darauf keinen Anspruch, solange nicht die NUB-Richtlinien diese Therapie empfehlen (§ 135).

In den letzten 20 Jahren gab es zehntausende neue Untersuchungs- und Behandlungsmethoden, davon aber empfehlen die NUB-Richtlinien bis Anfang 1999 nur drei (!), nämlich Methadon-Substitution, LDL-Elimination und Schlaf-Apnoe-Behandlung. Daneben gibt es zahlreiche weitere direkte und indirekte Beschränkungen (wie z.B. die Budgets) - zum Teil im Gesetz, zum Teil vom Bundessozialgericht aufgebaut - durch die einem Kassenpatienten sogar das "Ausreichende" verwehrt wird.

Jedoch gemessen an dem, was man beispielsweise wie selbstverständlich für ein Fahrzeug ausgibt, angefangen von Anschaffung, Inspektion, Versicherung, Steuer, Sprit und sonstige Unterhaltskosten, ist eine ganzheitliche Therapie, die den wertvollsten Besitz eines Menschen, nämlich seine Gesundheit wieder herstellt, wesentlich günstiger.

Verglichen mit einer Chemotherapie ist eine ganzheitlich, biologische Therapie geradezu günstig, somit liegt es auch am Patienten, wenn er durch Beharrlichkeit und Ausdauer bei seiner gesetzlichen oder auch privaten Kasse die Erstattung durchsetzt.

Hierzu verschiedene Gerichtsurteile:

"Eine Patientin erkrankte an Brustkrebs und mußte operiert werden. Ihre Krankenversicherung bezahlte zwar diese Kosten, weigerte sich aber, die sich an die Operation anschließende naturheilkundliche Behandlung zu erstatten. Die naturheilkundliche Behandlung, die ein Wachsen von Metastasen verhindern sollte, sei nach Ansicht der Versicherung schulmedizinisch nicht erfolgversprechend und damit auch nicht notwendig. Das Landgericht München gab der Klage der krebskanken Frau statt. Das Gericht begründete seine Enscheidung damit, daß die Notwendigkeit bereits dann vorliegt, wenn nach objektiven medizinischen Befunden und Erkenntnissen die ärztliche Maßnahme objektiv vertretbar scheint. Zumindest schien es nicht ausgeschlossen zu sein, daß das angewandte Naturheilverfahren die Krebserkrankung lindern kann. Allein dies reicht bereits aus, um eine Erstattungsfähigkeit des Naturheilverfahrens anzuerkennen."
Landgericht München 1, Az 15s13831/94

"Für die Frage der medizinischen Notwendigkeit einer Heilpraktikerbehandlung kommt es nur darauf an, ob die Behandlung bei dem vorliegenden Krankheitsbild von einem Heilpraktiker für angezeigt gehalten wird ......"
Landgericht München, AZ 31 S 11032/91 v. 23.12.1992

"Die Beantwortung der Frage, ob eine notwendige Heilbehandlung vorliegt, kann nicht von dem Ergebnis eines medizinischen Sachver-ständigengutachtens abhängig gemacht werden. Entscheidend ist, daß ein Heilpraktiker gerade auch deswegen aufgesucht wird, weil er eine von der Schulmedizin abweichende Behandlungsmethode anbietet...."
Amtsgericht Duisburg, AZ 45 C 223/93, Urteil v. 24.11.93

"Für den Begriff einer medizinischen Notwendigkeit einer Heilbehandlung kommt es auf die Sicht des Heilpraktikers an und nicht auf die Sicht eines Schulmediziners ... Die Definition des Versicherungsfalles als "medizinisch notwendige Behandlung bei dem vorliegenden Krankheitsbild aus der Sicht eines Heilpraktikers für angezeigt gehalten wird. Anmerkung: zur Beurteilung zählen nicht nur Laborergebnisse - sie dienen nur der Abklärung."
Amtsgericht München, AZ 113 C 20547/93
Manche Patienten sind bitter enttäuscht, wenn sie von ihren privaten

Krankenkassen hören, daß die naturheilkundliche Therapie nicht voll erstattungsfähig ist.

Eines sollte man wissen, Krankenkassen sind kein Wohltätigkeitsverein, keine Heilsarmee, Krankenkassen sind dazu da, als Wirtschaftsbetriebe Profite zu machen. Und das ist die einzige Triebfeder.

Vordergründige und blumige Versprechungen in der Werbung dienen nur dazu, wie fleischfressende Pflanzen mit schöner Farbe, Fliegen bzw. Kunden anzulocken. Versprechen wie: "Bei uns werden alle Therapien ersetzt", werden wie bei einem Roßtäuscher mit überkreuzten Daumen in kleingedrucktem Paragraphenwerk, im Bewußtsein, daß es kaum jemand liest, geschweige denn versteht, außer Kraft gesetzt.

Private Krankenkassen führen sogenannte schwarze Listen, auf denen Ärzte, die naturheilkundliche Verfahren anbieten, erstattungsmäßig ausgegrenzt werden sollen. Deren Rechnungen werden generell teilweise einfach um zehn bis zwanzig Prozent gekürzt, in dem Bewußtsein, daß der Patient das akzeptiert ohne sich zu wehren. Mit computerisierten Standardbriefen und Formulierungen wie: "Unser wissenschaftlicher Berater ist der Ansicht, daß diese Behandlung medizinisch nicht notwendig war ...", oder "ist wissenschaftlich nicht anerkannt ...", wird versucht, den Patienten, sowie den Behandler tot zu schreiben.

Der Anspruch der Wissenschaftlichkeit wird gerade von dem medizinischen Klüngel mit seinen verständlichen Finanzinteressen vertreten, der andere Therapiekonzepte ohne nähere Prüfung ausgrenzt. Es heißt nicht umsonst, daß es im Schnitt zwanzig Jahre dauert, bis eine neue Lehrmeinung entstehen kann, weil nämlich erst dann der jeweilige Lehrstuhlinhaber emeritiert oder weggestorben ist.

Kein Patient sollte sich wegen seiner Erkrankung Gedanken darüber machen, daß die Kasse evtl. durch ihn Verluste erleiden könnte. Keine private Krankenversicherung macht Verluste, sondern schreibt gewaltige Gewinne.

> Die Hallesche Nationale hat im Jahr 1996 folgende Gewinne ausgewiesen:
> Überschuß vor Steuern ca. 140 Mio., Kapitalanlagen 2,25 Mrd., Kapitalerträge 157 Mio. DM.

Es ist notwendig, die durch nichts gerechtfertigte Überheblichkeit aufzudecken, mit der das medizinische Establishment Hand in Hand mit den Versicherungen versucht, ganzheitliche Ansätze in der Krebsbekämpfung zu unterdrücken. Gerade bei einem Krankenversicherer muß es mehr geben, als nur Vorgaben erfüllen, Gewinnspannen vergrößern,

Profite steigern, den Shareholdervalue erhöhen. Was ist mit den Menschen, die krank sind, die geglaubt haben, sich gut versichert zu haben, die aber jetzt das Gefühl haben, im Stich gelassen zu werden. Bei vielen Versicherungsunternehmen werden zentrale menschliche Werte eher leichtfertig zugunsten rein monitärer Gesichtspunkte ignoriert. Natürlich kann sich eine Krankenversicherungsgesellschaft wie die AXA COLONIA ein mehrere hundert Millionen Mark teures Bordeaux-Weingut (Chateau Pichon Longueville-Baron) leisten. Wäre es aber nicht eine menschliche, tröstende, große Geste, manchem Schwerkranken, der letztendlich mit seinen Versicherungsbeiträgen zum Kauf beigetragen hat, ein Fläschchen dieses überragenden Rotweines zur Genesung mit besten Glückwüschen zukommen zu lassen? (71)

Der Harvard-Philisoph Alfred North Whitehead schrieb 1932 die bemerkenswerten Worte:

> "Das Verhalten des Gemeinwesens wird weitgehend von unternehmerischem Denken bestimmt. Eine herausragende Gesellschaft ist eine Gesellschaft, deren Unternehmer in herausragender Weise über ihre Aufgaben und Funktionen nachdenken. Niedere Gedanken gebären niederes Verhalten, und nach einer kurzen Orgie der Ausbeutung führt niederes Verhalten zu einem sinkenden Lebensstandard." (72)

Und man sollte daran denken, daß man eines Tages selbst jederzeit als Opfer des etablierten Unvermögens für eine Hilfe dankbar sein könnte, die dann vielleicht aus einer jener allzu lange verachteten Richtung kommt.

SPEZIALTHERAPIEN

Über die bisher beschriebenen, jedem Arzt und Heilpraktiker zur Verfügung stehenden Therapien hinaus gibt es eine Reihe von Spezialtherapien, die auch in schweren Fällen noch weiter helfen können. Es handelt sich zumeist um Medikamente aus ausländischen Forschungseinrichtungen, die allerdings bislang nur in wenigen Krebsschwerpunktpraxen eingesetzt werden. Das von uns geprüfte und therapeutisch nutzbar gemachte Spektrum von herausragenden Spezialmitteln aus aller Welt kann hier leider nicht im einzelnen dargestellt werden. Es muß auch jeweils im konkreten Einzelfall entschieden werden, welche Therapiemaßnahmen in Betracht kommen. Die Anwendung von speziellen Therapieverfahren erfordert ein besonderes Knowhow des Therapeuten. Die Beschaffung der Mittel ist zudem nicht ohne weiteres über jede beliebige Apothekemöglich.

Dem medizinischen Laien mag es verwunderlich erscheinen, daß es Behandlungsmethoden geben soll, mit denen sich eine Krebserkrankung selbst in einem fortgeschrittenen Stadium noch beherrschen lassen kann. Er kann nur schwer glauben, daß hervorragende Krebsheilmittel verfügbar sein sollen, die so wenig bekannt sind und die nur von wenigen Spezialisten genutzt werden. Es wird daher immer wieder die Frage gestellt, weshalb diese Mittel nicht längst allgemein am Markt sind. Es müßte das doch - so scheint es - ein Riesengeschäft sein. Angesichts der Tatsache, daß Hunderte von Millionen Dollars in die Erforschung neuer und wirkungsvoller Krebsmittel investiert werden, angesichts der Heerscharen von fleissigen Wissenschaftlern, die weltweit nach einer Lösung des Krebsproblems suchen, erscheint es ganz und gar irreal, daß bereits Behandlungsmöglichkeiten zur Verfügung stehen sollen, mit denen sich die bisherigen Behandlungsergebnisse um ein Vielfaches verbessern lassen könnten.

Die Gründe und Hintergründe für die Nichtbeachtung, Ablehnung oder gar Unterdrückung von bestimmten Behandlungsmethoden sind vielschichtig. Wirtschaftliche Gesichtpunkte und rechtliche Hindernisse stehen im Vordergrund. Der Krebsmarkt ist heiß umkämpft. Es gilt das Gesetz des Stärkeren. Verdient wird vor allem daran, daß Krebspatienten mit möglichst vielen und möglichst teuren Mitteln möglichst lange behandelt werden können.

Die Kosten für die Markteinführung eines neuen Krebsmittels sind horrend. Sie belaufen sich heute auf mehrere hundert Millionen D-Mark. Bis zur Erteilung der Zulassung und der damit eröffneten Möglichkeit einer Vermarktung werden im Durchschnitt 5 - 10 Jahre benötigt. Damit sind Naturheilmittel für die Groß-Pharma praktisch nicht interessant. Naturstoffe sind typischerweise nicht patentierbar. Bei fehlendem Patentschutz ist kein kalkulierbarer Profit zu erwarten. Mit welchen Mitteln um Marktpositionen gekämpft wird, wie sehr finanzielle Interessen alles beherrschen, wie weit die Patientenentmündigung fortgeschritten ist, läßt sich auch für medizinische Laien an der praktizierten Gesundheitspolitik ablesen.

Zu den herausragenden Entdeckungen der Krebsmedizin gehören die Antineoplastone, sowie die Therapie mit Placentafaktoren. Auf diese neuen und bisher noch kaum bekannten Spezialtherapien soll im folgenden näher eingegangen werden.

Antineoplaston

Über kaum ein anderes Therapieverfahren wurde so umfassend und wissenschaftlich fundiert berichtet, wie über die Therapie mit Antineoplastonen. Etliche hundert fachwissenschaftliche Publikationen sind erschienen. Einige tausend Behandlungsfälle sind umfassend dokumentiert. Klinikberichte, Röntgenbilder, CT-Aufnahmen usw. sind einsehbar. Die Wirkstoffe sind genau beschrieben und die Herstellungsverfahren sind patentiert. Alle wichtigen Informationen sind allgemein zugänglich.

Der Therapieansatz ist genial. Nicht die Zerstörung von Krebszellen ist das eigentliche Ziel der Therapie, sondern die Umfunktionierung entarteter Zellen und ihre Umwandlung zu Normalzellen. Es geht um Zellreparatur, nicht um Zellzerstörung.

Der orthodoxen Medizin mit ihrem Feindbild Krebszelle muß dieser Denkansatz freilich utopisch, ganz und gar phantastisch und spekulativ erscheinen. In der orthodoxen Medizin, der sog. Schulmedizin oder wissenschaftlichen Medizin, gilt der Verkrebsungsprozeß einer Zelle als unumkehrbar. Die Krebszelle ist eine irreversibel entartete Zelle. Da sie als solche unsterblich ist, kann sie folgerichtig nur beseitigt bzw. zerstört werden. Operation, Chemotherapie und Strahlentherapie erscheinen demgemäß als einzige wirkungsvolle Waffen gegen den Krebs. Die Krebszelle gilt als bösartig und gefährlich. Sie ist der Feind, der unbedingt vernichtet werden muß. So denkt die Schulmedizin, und nach diesem Denkschema werden die Patienten behandelt.

Das Erklärungs- und Handlungsmuster der Schulmedizin erscheint auf den ersten Blick einleuchtend. Dem Patienten wird diese Betrachtungs- und Handlungsweise als der einzig richtige Heilsweg suggeriert. Dabei ist unstrittig, daß jeder Mensch in jedem Augenblick seines Lebens auch Krebszellen produziert und daß die weit überwiegende Zahl aller Menschen, vielleicht sogar jeder Mensch, im Laufe seines Lebens eine Krebsgeschwulst entwickelt. Unstrittig ist auch, daß es bei Krebs sog. Spontanheilungen gibt. Trotz einer sog. kurativen Operation, d.h. der vollständigen Entfernung einer Krebsgeschwulst im Gesunden, trotz der radikalen Vernichtung von eventuell ausgestreuten Krebszellen durch chemotherapeutische Maßnahmen kann es bekanntlich doch zur Entstehung von Rückfällen, Rezidiven und Metastasen kommen. Auf die sich angesichts dieser Tatsachen ergebenden Fragen hat die Schulmedizin keine Antwort.

Der menschliche Organismus besteht aus vielen Billionen Zellen. Diese Zellen müssen ständig erneuert werden. Die Zellerneuerung erfordert Differenzierungs- und Reifungsprozesse. Die Fähigkeit zur Differenzierung ist eine zentrale Funktion jeder Zelle und die Voraussetzung dafür, daß eine Zelle die ihr im System-Ganzen zukommende Aufgabe erfüllen kann. Der Krebszelle fehlt die Fähigkeit, sich auszudifferenzieren, sie bleibt undifferenziert. Sie gleicht insoweit der Embryonalzelle. Der Verkrebsungsprozeß einer Zelle kann bis zu einem gewissen Punkt als eine Art Rückfall in ein Embryonalstadium verstanden werden. Jede Zelle des Organismus verfügt über das gesamte genetische Programm, das bereits in den Embryonalzellen, aus denen sich der Organismus bis zur Geburt entwickelt hat, fixiert war.

Jede Zelle hat damit auch die Fähigkeit sich zu teilen. Zellteilungsprozesse sind nur möglich durch eine Umschaltung des Betriebsstoffwechsels der Zelle. Im Teilungsprozeß schaltet die Zelle auf den Stoffwechselprozeß der Gärung um (Glykolyse). Der Gärungsstoffwechsel ist das charakteristische Stoffwechselprogramm, sowohl der Embryonalzelle, als auch der Krebszelle. Es muß daher angenommen werden, daß in jeder Zelle des Körpers von Geburt an also auch ein Krebsprogramm codiert ist. Es steht fest, daß jede Zelle auch Krebsgene enthält. Diese Krebsgene werden jedoch von sog. Tumorsuppressorgenen inaktiviert, gleichsam abgeschaltet. Diese Erkenntnisse bilden die Grundlage für die Antineoplaston-Therapie.

Mit der Bezeichnung Antineoplaston soll zum Ausdruck gebracht werden, daß es sich um einen Wirkstoff handelt, der der Verkrebsung der Zelle entgegenwirkt. Entdeckt wurden die Antineoplastone von dem aus Polen stammenden Arzt und Wissenschaftler Dr. Dr. Burzynski. Es war schon lange bekannt, daß in der Schwangerschaft häufig Spontanremissionen von Tumoren auftreten. Auch bei Patienten mit bestimmten Funktionsstörungen der Niere wurden vielfach spontane Tumorrückbildungen beobachtet. Es mußte also angenommen werden daß der Organismus selbst über eigene Krebsabwehrmechanismen verfügt: Krebsabwehrfaktoren, die eine Umwandlung von Krebszellen bewirken können.

An diese Beobachtungen knüpfte Dr. Burzynski mit seinen Arbeiten an. Dr. Burzynski gelang es als Erstem, die für die Krebsabwehr zentralen Stoffe aus dem Urin zu isolieren. Die ersten Arbeiten begannen bereits im Jahr 1967. Es war damals zunächst festgestellt worden, daß es auffällige Unterschiede gab zwischen gesunden und krebskranken Personen hinsichtlich des Peptidgehaltes im Blutserum. Später wurden ähnliche Eiweißfraktionen auch im Urin entdeckt. Man fand verschiedene Peptidfraktionen im Urin, die als Antineoplaston A1, A2, A3, A4, A5 bezeichnet wurden. Schließlich wurde eine weitere aktive Komponente entdeckt, die die Bezeichnung Antineoplaston A10 erhielt. Die so gefundenen natürlichen Antineoplastone erwiesen sich als hochwirksam und waren nur von geringer Toxizität. Zu guter Letzt gelang es, die biochemische Struktur der natürlichen Antineoplastone aufzuklären und auch synthetische Antineoplastone herzustellen. Diese neue Antineoplaston-Reihe wurde als Antineoplaston AS bezeichnet.

Dr. Burzynski berichtet über seine Entdeckung: "Der Verkrebsungsprozeß ist ein Problem der Zelldifferenzierung. Bedenkt man die große Zahl der Zelldifferenzierungsvorgänge im Organismus und die damit verbundene Möglichkeit von Fehlern bei der Zelldifferenzierung, kann es unter dem Einfluß von karzinogenen Stoffen außerordentlich leicht zur Entstehung von abnorm wachsenden Zellen kommen. Ohne das Vorhandensein zuverlässiger Mechanismen zur Steuerung der Zelldifferenzierung hätte der Organismus kaum eine Überlebenschance. Es muß also Korrektivsysteme geben, durch die Krebszellen zurückprogrammiert werden können und die die Zelle wieder zu einer normalen Differenzierung zurückführt. Wir haben für die Re-Differenzierungsfaktoren, die im menschlichen Organismus existieren, den Namen Antineoplaston vorgeschlagen. Antineoplastone haben eine Peptid- oder Aminosäurederivat-Struktur. Es handelt sich um körpereigene Krebsabwehrfaktoren." Nach Voruntersuchungen an Zellkulturen wurden erste Krebspatienten behandelt. In klinischen Studien ergab sich eine positive Responsrate von 75 %. Die besten Arbeitsergebnisse wurden zunächst erzielt bei chronisch-myeloischer Leukämie, chronisch-lymphatischer Leukämie, Prostatakrebs und beim Gliom, einem außerordentlich bösartigen Hirntumor. Vollständige Rückbildungen von Krebsgeschwulsten liessen sich ebenfalls erreichen. Weitere Untersuchungen zeigten, daß sich mit Antineoplastonen bei nahezu allen Krebsarten positive Behandlungsergebnisse erzielen liessen. So z.B. auch beim Lungenkrebs und Darmkrebs. Vor allem die beim Darmkrebs häufig auftretenden Lebermetastasen, sowie die beim Brustkrebs außerordentlich häufig auftretenden Lymphknoten- und Lungenmetastasen liessen sich mit Antineoplastonen sehr gut beherrschen. Hier konnten sogar Komplettremissionen erreicht werden.

Die Anwendung der Antineoplastone erfolgt als Infusionstherapie und in

Kapselform. Die Therapie muß individuell durchgeführt werden. Nennenswerte Nebenwirkungen sind bei der Therapie nicht zu befürchten. Als wünschenswerte Nebeneffekte der Antineoplaston-Therapie kommt es zu einer Absenkung des Blutzuckerspiegels, einer Absenkung der Blutfette: Triglyceride und Cholesterol, einer Normalisierung der Leukozyten (weiße Blutkörperchen) und Erythrozyten (rote Blutkörperchen). Diese Therapieeffekte sind deswegen von besonderer Bedeutung, weil die Krebszelle bekanntlich vor allem Glukose und Cholesterol konsumiert.

VG-1000

Ein Krebstumor kann durch Abwehrzellen unseres Immunsystems angegriffen und zerstört werden. Eine wichtige Rolle spielen dabei die Freßzellen (Makrophagen) und die T-Lymphozyten, eine weitere Form der weißen Blutkörperchen. Auf dieser Erkenntnis beruhen die meisten der allgemein bekannten Immuntherapien, wie die Thymustherapie und die Misteltherapie. Sie zielen darauf ab, die sog. zelluläre Abwehr zu aktivieren. Auch die in neuerer Zeit vielfach propagierte Therapie mit sog. Tumorvakzinen baut auf dieser Grundlage auf.

Ein großes Dilemma bei diesen Therapieverfahren besteht darin, daß die Krebszelle von den Abwehrzellen nicht ohne weiteres als feindliche Zelle erkannt wird und damit die erfolgte Immunstimulation ins Leere läuft. Die Abwehrzellen greifen die Krebszellen nicht an. Die Ursache dafür, daß die körpereigene Abwehr den Krebstumor nicht als solchen erkennen könne, liege - so wird gesagt - darin, daß sich die Krebszelle tarne, daß sie gleichsam maskiert sei. Es wird daher mit den unterschiedlichsten Mitteln versucht, die Krebszelle zu demaskieren, um sie dadurch für das Abwehrsystem erkennbar und damit angreifbar zu machen.

Der russische Arzt und Wissenschaftler Prof. Valentin Gavallo machte vor etwa 30 Jahren eine sensationelle Entdeckung: Er fand heraus, daß eine Krebsgeschwulst sich in ähnlicher Weise vor dem Zugriff des Immunsystems schützt, wie der Embryo im Mutterleib. Wie das Kind im Mutterleib, so wird auch die Krebsgeschwulst von dem Immunsystem toleriert. Prof. Govallo bezeichnet diesen Zustand als Immuntoleranz.

Als Gynäkologe beschäftigte er sich viele Jahre mit dem Problem der Fehlgeburt, vor allem den Fällen des spontanen Schwangerschaftsabbruchs. Er wollte wissen, welches die Ursache für diese Spontanabgänge ist. Dabei fand er heraus, daß bei der Abstoßung des Embryos eine wichtige immunologische Reaktion stattfindet. Die Immuntoleranz wird aufgehoben. Er stellte fest, daß bei der Schaffung und Aufrechterhaltung der Immuntoleranz Faktoren eine zentrale Rolle spielen, die in den sog. Trophoblasten, einer bestimmten Zellstruktur des Fötus, und später in der Plazenta gebildet werden. Durch die Bildung eines sog. Histo-Kompatibilitäts-Komplexes (MHC) und eines MHC-ähnlichen Antigens und anderer Faktoren erscheint der Fötus dem mütterlichen Organismus immunologisch als körpereigenes Gewebe, als immunologisches Selbst. Der mütterliche Organismus produziert vermehrt Suppressor-Lymphozyten und andere Abwehrblockerfaktoren.

Prof. Govallo erkannte, daß durch die Plazenta eine Art immunologisches Gleichgewicht zwischen dem mütterlichen Organismus und dem Embryo hergestellt wird. Ihm fiel auf, daß in dem mütterlichen Anteil der Plazenta, der sog. Dezidua, vermehr Suppressor-Lymphozyten und Makrophagen sich befinden, und daß es eine komplexe Bio-Feedback-Regulation zwischen dem Dezidua-Anteil der Plazenta und dem fötalen Teil der Plazenta gibt. Diese Erkenntnisse führten Prof. Govallo zu der Annahme, daß die Immuntoleranz einer Krebsgeschwulst durch ähnliche Mechanismen wie die Immuntoleranz eines Embryos zustande kommen könnte. Es gelang ihm, die Stoffe zu finden, durch die die Immuntoleranz des mütterlichen Organismus gegenüber dem Embryo schließlich aufgehoben wird. Prof. Govallo stellte fest, daß das Immunsystem bei der Krebserkrankung in ähnlicher Weise blockiert wird, wie bei der Entwicklung des Embryo, und daß es gelingen kann, die durch die Krebszelle verursachte Immunblockade durch die Injektion von Plazentafaktoren aufzubrechen. Im Zusammenhang mit der Einspritzung des von ihm entwikkelten Medikamentes können typische immunologische Reaktionen wie Fieber, Schüttelfrost und Abgeschlagenheit auftreten. Vorhandene Tumorherde können außerordentlich schnell zerfallen. Es besteht daher die Gefahr einer Selbstvergiftung mit Tumortoxinen. Die Anwendung der von Prof. Govallo entwickelten Medikamente erfordert daher große Erfahrung.

VG-1000 wird in Form eines sterilen gefriergetrockneten Pulvers hergestellt. Es besteht aus Polypeptid-Komplexen, die aus dem fetalen Anteil der Plazenta, dem sog. Trophektoderm, gewonnen werden. Das Medikament enthält Aminosäuren und Enzymkomplexe, sowie eine Vielzahl von Signal- und Steuerungsfaktoren mit immunregulierenden Funktionen. Sehr gute Erfolge sind zu erzielen vor allem bei den verschiedensten Arten von Karzinomen, wie Brustkrebs, Darmkrebs, Lungenkrebs, Sarkomen und Melanomen.

Prof. Govallo ist Mitglied der Russischen Akademie der Wissenschaften, ist Autor von 18 Büchern und über 250 Artikeln über immunologische Themen. Die Grundlagen seiner Krebstherapie sind beschrieben in seinem Buch "Immunology of Pregnancy and Cancer", erschienen bei Nova Science Publishers, Inc. 1993.

Patientenbericht 1

Ich heiße Michael und bin mittlerweile 16 Jahre alt. Vor ungefähr einem Jahr konnte ich die ersten Anzeichen meiner Krankheit erkennen, mein linker Hoden begann zu wachsen. Am Anfang dachte ich, es wäre nur eine vorübergehende Schwellung und es würde von selbst besser werden. Dem war aber nicht so. Als ich zu dieser Schwellung dann noch sehr heftige, kolikartige Bauchschmerzen bekam, wurde mir langsam klar, dass es etwas Schlimmeres als eine Schwellung war. Inzwischen war mein linker Hoden auf die Größe eines Tennisballes angeschwollen, und ich hatte fast regelmäßig diese Bauchschmerzen, von denen sich kein Arzt (Krankenhausaufenthalt in Mindelheim) erklären konnte, woher sie kamen.

Vor 6 Monaten hatte ich also wieder einen solchen Anfall, und diesmal ging ich zu einem anderen Arzt, der gerade Wochenenddienst hatte. Dieser entdeckte dann die Schwellung. Sofort schickte er mich nach Memmingen in die Urologie. Hier erfuhr ich, daß ich einen Hodentumor hätte. Dieser Tumor wurde dann operativ entfernt. Neun Tage nach dieser Operation ging ich zu Dr. Smrz und bekam spezielle Infusionen und biologische Medikamente die halfen, mein Immunsystem wieder aufzubauen.

Am 6. Dezember folgte die zweite Operation, bei der die Lymphbahnen in der linken Bauchhälfte entfernt wurden. Denn durch diese Bahnen breitet sich der Krebs im ganzen Körper aus. Nach dieser Operation wurde ich einmal pro Woche bei Dr. Smrz weiterbehandelt. Ich spürte deutlich, wie es mir wieder besser ging.

Jetzt muß ich nur noch alle drei Wochen zu Dr. Smrz, aber ich inhaliere jede Woche zu Hause ein Spezialmedikament von Dr. Smrz. Zum Erstaunen der Ärzteschaft sind die Blutwerte unerklärlich gut. Das macht eine Chemotherapie überflüssig. In Memmingen ein noch nie dagewesener Fall nach einer vorab sehr ernsten Diagnose.

Patientenbericht 2

Ich bin 64 Jahre gesund gewesen, hatte keine ernsthaften Krankheiten, war immer fit und sportlich aktiv. Dann im Sept. 1993 die Überraschung:

Tumor im linken Harnleiter!

Sofortige OP, da der Tumor den Abfluss von Niere und Harnblase blockierte. Die Niere wurde nicht entfernt, sondern der Harnleiter durch eine Schiene verlängert. Meine Frage beim Entlassungsgespräch über eine nachfolgende Metastasen-Prophylaxe wurde mit, "das wäre das Geld zum Fenster herausgeworfen", "wir haben alles was bösartig war, herausgeschnitten, Sie sind gesund!", beantwortet.

Doch bereits im Mai 1994, acht Monate nach der ersten OP, war ein Rezidiv im unteren Harnleiter-Drittel gewachsen. Zweite OP mit Entfernung der Niere. Danach habe ich eine, für mein laienhaftes Verständnis, intensive Metastasen-Prophylaxe mit Hilfe einer Heilpraktikerin begonnen, und zwar mit Mistel-Thymus-Milz-Präparaten und Enzympräparaten. Trotz dieser Therapie wurden im Herbst 1994 zwei kastaniengroße Metastasen in der Harnblase diagnostiziert. Ich vermute, daß sich diese Metastasen nach der ersten OP 1993 entwickelt haben. Die beiden Metastasen in der Blase wurden ausgeschält. Danach wurde mit einer BCG-Therapie begonnen (Tuberkulostatische Therapie). Alle vier Wochen wurde dieses stark giftige "Mittel" in die Harnblase instilliert. Begleitend zu dieser Therapie habe ich weitere Mistel-Thymus-Milz-Enzyme als Injektion, oral oder als Klistier verwendet. Als Erweiterung der Naturheilmittel-Therapie habe ich noch Ney Tumorin mit Vit Organ gespritzt (gefriergetrocknete Frischzellen!). Bis Sept. 1998 wurden keine neuen Metastasen festgestellt, ich war überzeugt, daß nach nahezu fünf Jahren "Metastasen-Freiheit" auch keine mehr auftreten werden, glaubte, den Krebs besiegt zu haben. Doch als bei einer Thorax-Röntgen-Untersuchung zwei ca. 4 - 5 cm große Metastasen festgestellt wurden, war ich mehr als schockiert. Eine OP der Lunge habe ich abgelehnt und bin zu Dr. Smrz nach Ulm gefahren. Von einer Bekannten hatte ich von seiner erfolgreichen Krebstherapie erfahren. Am Anfang der Therapie bin ich drei mal in der Woche zur Therapie zu ihm gefahren, später nur noch zwei mal. Bei dieser Infusionstherapie handelt es sich um biologische Spezialpräparate aus Rußland.

Durch kooperative Zusammenarbeit von Dr. Smrz mit dem Heilpraktiker Dr. Blumenschein wurde die Therapie begleitet durch die Verordnung von Naturheilmitteln aus aller Welt, die ich teilweise oral einnehmen, aber auch spritzen musste. Als weitere Unterstützung der Therapie musste ich einen Zyklus von 12 Hyperthermien auf den Lungenbereich in einer Privatklinik vornehmen lassen.

Um immer über die Entwicklung des Krebsgeschehens informiert zu sein, habe ich alle drei Monate eine Kontroll-CT machen lassen. Bereits im Febr. 1999 war ein Stillstand des Metastasen-Wachstums festzustellen. Weitere CTs zeigten eine kontinuierliche Größenrückbildung der Lungenmetastasen. Mitte Sept. 1999 habe ich die ganze Lunge röntgen lassen (wegen der Röntgenbelastung hatte ich sonst nur immer den Metastasenbereich röntgen lassen). Bei diesem Röntgenbild zeigte es sich, daß die bekannten Metastasen nahezu völlig aufgelöst waren, allerdings waren an anderer Stelle der Lunge drei neue, ca. 2 cm große Metastasen entstanden!

Ich war sehr überrascht, denn ich konnte mir nicht vorstellen, daß durch die Therapie Metastasen zerstört werden, andere aber wachsen können, und von der Therapie überhaupt nicht beeinflußt werden.

Der Krebs hatte mich in den vergangenen Monaten in den Glauben versetzt, endlich frei von ihm zu werden. Ich wurde motiviert, wieder für die Zukunft planen zu können! Nun das!!

Für mich bedeutet nun das neu eingetretene Krankheitsbild eine weitere Aufforderung, mich neu zur Wehr zu setzen und eine veränderte, verstärkte Naturheilmittel-Therapie durchzuführen. Ich habe Vertrauen zu Dr. Smrz und hoffe, mit seiner Hilfe die drei neuen Metastasen in der Lunge zerstören und dann einen geruhsamen Lebensabend verbringen zu können.

HR, 71 Jahre

Literaturverzeichnis

1 De VITA, V., HELLMANN, S., ROSENBERG, S.A. - Cancer - Principles and practice of oncology (4. Auflage 1993), Lippincott + Co. Philadelphia

2 HANSEN, H.H. - (1987) Advanced non-small-cellung cancer: To treat or not to treat? J. Clin. Oncol. 5, 1711-12

3 MOORE, M.J., TANNOCK, I.F. - (1988) How expert physicians would wish to be treated if they had genito-urinary cancer. J. Clin. Oncol. 6, 1736-45

4 MACKILLOP, W.J., WARD, G.K., O´SULLIVAN, B. - (1986) The use of expert surrogates to evaluate clinical trials in non-small lung cancer. Br.J. Cancer 54, 661-67

5 DICKERSIN, K., CHAN, S., et al. - (1990) Publication bias and clinical trials contr. clin. Trials 8, 843-53

6 GOLDIE, J.H., COLDMAN, A.J. - (1987) Theoretical considerations regarding the early use of adjuvant chemotherapy. Recent Results in Cancer Research 103, 30-35

7 GOLDIE, J.H. - (1987) Scientific basis for adjuvant and primary (neoadjuvant) chemotherapy. Seminars in Oncol. 14, 1-7

8 HILLEMANNS, H.G. - (1981) Das fortgeschrittene Genitalkarzinom. Das inkurable Karzinom. Das Karzinomrezidiv. Urban + Schwarzenberg, München - Wien - Baltimore

9 WILSMANN, W. - (1988) Stellungnahme des Internisten. Bericht 3/88 der Deutschen Krebsgesellschaft, 10-12

10 WILSMANN, W., CLEMM, C., GERHARTZ, H. et al. - (1989) New trends in chemotherapy of tumors. In: P. Bannasch (Hrsg.): Cancer Therapy - New Trends. Springer Verlag, Berlin - Heidelberg - New York, S.83-94

11 CARR, B.I., ORONS, P., ZAJKO, A. et al. - (1994) Prolonged survival with chemotherapy alone for hepatoccellular carcinoma (HCC) with intra-artical chemotherapy. Abstract No 606. Proc. ASCO No. 606, S. 205

12 CARTEI, G., BIAN, A.R., CENDRON, R. et al. - (1993) Cisplatin-

cyclophosphamide-mitomycin combination chemotherapy with supportive care versus supportive care alone for treatment of metastatic non-small-cell lung cancer. J. Nat. Cancer Inst. 85, 794-800

13 MOSS, R.W. - (1995) Questioning chemotherapy. Equinox Press, New York

14 NAGEL, G.A. - (1988) Begriff und Ursache der Überbehandlung in der Onkologie. Berichte der Dt. Krebsgesellschaft 2/1988, 4-8

15 NAGEL, G.A., SCHMÄHL, D., HOSSFELD, D.K. (Hrsg.) - (1989) Krebsmedikamente mit fraglicher Wirksamkeit. W. Zuckschwerdt Verlag, München - Berlin - Wien

16 SCHLODDER, D. - Mistel und Wissenschaft, in: GLÖCKLER, M., SCHÜRHOLZ, J. (Hrsg.): Krebsbehandlung in der anthroposophischen Medizin, Verlag Freies Geistesleben, Stuttgart 1996, S. 202

17 OP, A. - Die Mistel - Heilpflanze in der Krebstherapie, Rowohlt Verlag Hamburg, 1999

18 MAR, Klaus - Die Mistel-Infusionstherapie als Hochdosis, Report Naturheilkunde 9, 1998

19 MATTHIESSEN, P.F., TRÖGER, W. - Die Misteltherapie des Krebses, in: WRBA, H. (Hrsg.): Kombinierte Tumortherapie. Grundlagen, Möglichkeiten und Grenzen adjuvanter Methoden, Hippokrates Verlag Stuttgart 1995, S. 277-278

20 SCHLODDER, D. - 75 Jahre additive Misteltherapie bei Krebspatienten. Eine kritische Zusammenfassung der ärztlichen Erfahrungen, in: SCHEER, RAINER, BEDKER, HANS, BERG, PETER A.: Grundlagen der Misteltherapie, Hippokrates Verlag Stuttgart 1996, S. 340

21 MATTHIESSEN, P.F., TEICHERT, J. - Unkonventionelle Methoden der Krebsbekämpfung. Erfahrungen und Ergebnisse der Bundesförderung aus der Sicht der ehemaligen Projektbegleitung, in: Zeitschrift für Allgemeinmedizin, Heft 24 (1998), S. 1158-1162

22 MATTHIESSEN, P.F., TRÖGER, W. - Die Misteltherapie des Krebses, in: WRBA, H. (Hrsg.): Kombinierte Tumortherapie. Grundlagen, Möglichkeiten und Grenzen adjuvanter Methoden, Hippokrates Verlag Stuttgart 1995, S. 278

23 KIENLE, G.S., KIENLE, H. - Die Mistel in der Onkologie - Antitumorale

Wirksamkeit, Fragen des Wirksamkeitsnachweises um die Hypothese einer zytokinvermittelten Tumorförderung. Fakten, Argumente, konzeptionelle Grundlagen, noch nicht veröffentlichtes Manuskript, Mai 1997, S. 62

24 BÜSSING, A., SCHIETZEL, M. - Viscum album L.: Individuelle Immunreaktionen und spezifische zytostatische Effekte - Konsequenzen für die konventionelle zytostatische Therapie? Deutsche Zeitschrift für Onkologie, 27. Jg., April 1995

25 BURGER, A.M., MENGS, U., SCHWARZ, T., SCHÜLER, J.B., FIEBIG, H.H. - Anticancer activity of a standardized mistletoe preparation (LektinolTM) in human tumor cell lines and xenografts in vitro and transplantable murine tumors in vivo, Abstract, 10th NCIEORTC symposium on new drugs in cancer therapy, June 16-19, 1998 Amsterdam

26 WENZEL-SEIFERT, K., LENTZEN, H., SEIFERT, R. - in U-937 promonocytes, mistletoe lectin I increases basal (CA2+)i, enhaces histamine H1 - and complement C5a-receptor-mediated rises in (CA2+)i, and induces cell death, Arch.Pharmacology (1997) 355: 190-197

27 WEBER, K., MENGS, U., SCHWARZ, T., BECKER, H., LENTZEN H. - Stimulation of Neutropoiesis by a Special Standardized Mistletoe Preparation after Cyclophosphamide Chemotherapy in Mice. Arzneimittel-Forschung / Drug Research 46 (II), 12, 1174-1178 (1996)

28 KARNOFSKY, D. - New drugs for the treatment of cancer. In: ROSS, W.: The climate is hope. Prentice-Hall, Englewood Cliffs, NJ (1965) 126

29 KOREN, G. - Bias against negative studies in newspaper reports of medical research. JAMA 266 (1991) 1824-1826

30 LERNER, I. et al. - The prevalence of questionable methods of cancer treatment in the United States. CA Cancer Jour. Clin. 42 (1992) 181-191

31 LOEB, S. - Chemotherapy handbook. Springhouse Corp., Springhouse, PA 1994

32 MILLER, B.A. et al. (Eds.) - SEER cancer statistics review 1973-1990 (NIH Pub. Nr. 93-2789), NCI, Bethesda, MD 1993

34 METZGER R., FUCHS N., PETROV R. - Nachweis spezifischer zytotox-

ischer und synergistischer Effekte von Vitamin C an Tumurzellen, Acta Biologica 38m 5-15 (1999)

35 VOLLBRACHT C. - Was kann Vitamin C in der Tumortherapie leisten? Zeitschrift für Onkologie 28, 4, 123-125 (1996)

36 MARCUS-SL., PETRYLAK-DP., DUTCHER-JP., PAIETTA-E., CIOBANU-N. - Hypovitaminosis C in patients treated with high-dose, Am-J-Clin-Nutr 54 (6 Suppl.) 1292-1297 (1991)

37 SHIMPO, K., NAGATSU, T., YAMADA, K., SATO, T., NIIMI, H., SHAMOTO, M., TAKEUCHI, T., UMEZAWA, H., FUJITA, K. - Ascorbic acid and adriamycin toxicity, Am-J-Clin-Nutr. 54, 1298-130 (1991)

38 Taper, HS., ROBERFROID, M. - Non-toxic sensitization of cancer chemotherapy by combined vitamin C and K3, Anitcancer-Res. 12 Sep-Oct, 1651-4 (1992)

39 EL-MERZABANI, M.M., EL-AASER, A.A., OSMAN, A.M., ISMAEL, N., ABUEL-ELA, F. - Potentiation of therapeutic effect of Methanesulphonate and Protection against its organ cytotoxicity by Vitamin C in Ehrlich Ascites Carcinoma bearing mice, Pharm.Belg. 44, 109-16 (1989)

40 OKUNIEFF, P. - Interactions between ascoebic acid and the radia tion of bone marrow, skin, and tumor, Am-J-Clin-Nutr. 54, 1281-3(1991)

41 BAYER, W., SCHMIDT, K. - Vitamin C In: Vitamine in Prävention und Therapie, 237-264, Hippokrates Verlag Stuttgart (1991)

42 MEDHAT-AM., EL-DIN-ABDELWAHAB-KS, EL-AASER AA, AL-NADGY-SA, EL-DARDIRI-ZZ - Soybean and ascorbate feeding in experimental carcinogenesis: immunological Studies, Tumori 31, 77(5): 372-8 (1991)

43 CAMERON, E. - Protocol for the Use of Vitamin C in the treatment of cancer, Medical Hypotheses 36, 190-194 (1991)

44 CAMERON, E., PAULING, L. - Supplemental ascorbate in the supportive treatment of cancer: Reevaluation of prolongation of survival times in terminal human cancer, Proc.Natl.Acad.Sci. USA 75, 4538-4542 (1978)

45 BENDICH, A., LANGSETH, L. - The health effects of vitamin C supplementation: a review, Journal of the American College of Nutrition Vol. 14, 2, 124-136 (1995)

46 RIORDAN, NH., RIORDAN, HD., MENG, X., LI Y, JACK-SON, JA. - Intravenous ascorbate as a tumor cytotoxic chemotherapeutic agent. Med Hypotheses, VOL 44, ISS 3, 207-13 (1995)

47 KURBACHER, C.M., WAGNER, U., KOLSTER, B., ANDREOTTI, P.E., KREBS, D., BRUCKNER, H.W. - "Ascorbic acid (vitamin C) improves the anti-neoplastic activity of doxorubicin, cisplatin, and paclitaxel in human breast carcinoma cells in vitro", Cancer Letters 103, 183-189 (1996)

48 PAULING, L., NIXON, J.C., STITT, F., MARCUSON, R., DUNHAM, W.B., BARTH, R., BENSCH, K., HERMAN, Z.S., BLAISDELL, B.E., TSAO, C., PREN DER, M., AN-DREWS, V., WILLOUGHBY, R., ZUCKERKANDL, E. - "Effekt of dietary ascorbic acid on the incidence of spontanous mammary tumors in RIII mice"; Natl. Acad. Sci. USA 82, 5185-9 (1985)

49 TSAO, C.S., DUNHAM, W.B., LEUNG, P.Y. -"Urinary ascorbic acid levels following the withdrawal of large doses of ascorbic acid in guinea pigs", In vivo 2, 147-50 (1988)

50 KÜHNAU, J. - World Rev. Nutr. Diet 1976; 24, 117-191

51 Bertram B. und Pool-Zobel, B.-L. - Möglichkeiten der Tumortherapie mit Flavonoiden, Zeitschrift für Phyto-Therapie Nr. 12/1991

52 HARBONE, J.B., MABRY, T.J., MABRY, H. (Hrsg.) - The Flavonoids. Academic Press, New York 1975

53 PLOWMANN, J., NARAYANAN, V.L., DYKES, D., SZARVASI, E., BRIET, P., YONDER, O.C., PAULL, K.D. - Cancer Treatment Reports 1986; 70 (5), 631-635

54 KHAN, W.A., WANG, Z.Y., ATHAR, M., BIKKERS, D.R., MUKHTAR, H. - Cancer Letters 1988; 42, 7-12

55 MIDDLETON, E. - In "Herbs, spices and medicinal plants". Cracker, L., Simon, J.E., (eds.), Onyx Press, New York 1988

56 ARMAND, J.P., DeFORNI, M., RECONDO, G., CALS, L., CVITKOVIC, E., MUNCK, J.N. - Plant Flavonoids in Biology and Medicine II, pp. 235-241, alan R. Liss. 1988

57 Rippler, M. - Antitumoraktive Substanzen in Pilzen, Zeitschrift Biologische Medizin Nr. 5, Okt. 96

58 Mizuno, T. - Antitumoractive Substances in Edible Mushrooms.

Kagaku to Seibutsu 1983; 21:473

59 Mizuno, T., Kawagishi, H., Ito, H., Shimura, K. - Cellwall Forming Chitin and ß-D-Glucan from Fungi. Bulletin of Shizuoka Univ. Fac. Agr. 1988; 38:29

60 Saito, H., Tabeta, R., Yoshioka, Y., Hara, C., et al. - Structure of Mushroom Polysaccharides. Bull. Chem. Soc. Jpn. 1987; 60:4267-72

61 Saito, H., Yokoi, M., Yoshioka, Y. - Conformation of Glucan from Laminara Species. Makromolecules 1989; 22:3892-8

62 Mizuno, T. - Antitumor Effects of Heteropolysaccharide and Glycoprotein from Lentinus edodes. Bulletin of Shizuoka University of Technology 1989; 9:21

63 Kawagishi, H., Inagaki, R., Kanao, T., Mizuno, T., et al. - Fractionation and antitumor activity of the waterinsoluble residue of Agaricus blazei fruiting bodies. Carbohydr. Res. 1989; 186:267

64 Lin, J-Y., Chou, T-B. - Glycoproteins from Fukurotake in cancer therapy. Biochem. 1984; 96:35

65 Mizuno, T. - Host-mediated agglutination activity from Himematsutake. Chem. Times 1989; 131:17

66 LANDSBERGER, A. - "Zelltherapie des Krebses", Erfahrungsheilkunde 25, 281-283 (1976); "Zelltherapie - zugleich Immuntherapie", Cytobiologische Revue 3, 15-17 (1979); "Experimentelle Ergebnisse zur Tumor-Immuntherapie", Die Heilkunst 92, 237-243 (1979); "Tumortherapie durch Implantation fetaler xenogener Gewebe", Cytobiologische Revue 2, 7-9 (1978)

67 NIEHANS, P. - "Die Zellulartherapie", Verlag Urban u. Schwarzenberg, München 1954; "Einführung in die Zellulartherapie", Hans Huber, Bern 1957

68 RAWER, O. - "Zellulartherapie gegen Ascites-Solid-Tumoren", Der Landarzt 43, 318-321 (1967); "Die Behandlung inoperabler Karzinome und Rezidive mit Zellulartherapie", nicht veröffentlicht wegen Ableben des Autors.

69 SCHELLER, E.F. - "Thymusfunktion - in der Jugend, im Alter und bei der Krebstherapie", Biol. Medizin 6, 375-377 (1977)

70 SCHMIDT, S. -"Hilfe für Krebskranke durch biologische

Kombinationsbehandlung", 1. Auflage - Helfer-Verlag E. Schwabe, Bad Homburg v.d.H.

71 Pigott, S. - Göttertrank und Blendwerk, Hallwag AG, Bern 1999

72 Morris, T. - Aristoteles auf dem Chefsessel, Verlag Moderne Industrie, Landsberg, 1997

73 DVORAK, HF. - Abnormalities of hemostasis in malignancy. In: Colman RW, et al. (eds.). Hemostasis and Thrombosis. Basic Principles and Clinical Practice. Philadelphia: Lippincott-Raven 1989, 1143-57

74 GASIC, GJ., GASIC, TB., STEWARD, CC. - Antimetastatic effects associated with platelet reduction. Proc. Natl. Acad Sci USA 1968, 61, 46-52

75 METHA, P. - Potential role of platelets in the pathogenesis of tumor metastasis. Blood 1984, 63, 55-63

76 Kupazik Ingrid: Mangel an Vitamin C schädigt Blutgefäße, Welt am Sonntag v. 31.01.2000

77 NEWSHOLME, E. - Properties of glutamine realeased from muscle and its relevance for the immune system. J. Par. Ent. Nutr. 1990, 14, 63-67

78 NEWSHOLME, E. - Glutamine metabolism in lymphocytes: its bio chemical, physiological and clinical importance. Q.J. Eper Physiol. 1985, 70, 473-489

79 CALDER - Glutamine and the immune system. Clin. Nutr. 1994, 13, 2-8

80 FANELLI, LAVIANO et al. - Effects of oral glutamine on high dose chemotherapy induced gastrointestinal toxicity in acute leukemia patients. Clin. Nutr. 1995, 14 Suppl. 2:017

81 KLIMBERG et al. - Glutamine facilitates chemotherapy while reducing toxicity. IPEN (1992) 16, 83-87

82 FOX et al. - Effects of glutamine-supplemented enteral diets on methotrexate induced enterocollitis. IPEN 1988, 12, 325-331

83 JACOBS et al. - Diparate effects of 5-Fluorouracil on the illeum and colon of entrally fed rats with protection of glutamin. Surg Forum 1987, 38, 45-47

84 O´DWYER at al. - 5-Fluorouracil Toxicity on small intestinal mucosa but not on white blood cell is decreased by glutamine. Clin. Res. 1987, 35, 369A

85 Moss, Ralf - Fragwürdige Chemotherapie, Haug-Verlag 1997

86 Harris William S. - Mid America Heart Institute, St. Luke´s Hospital, Kansas City, et al., Archives of International Medicine, Vol. 159, No. 19 (1999), S. 2273 - 2278

87 Ecco, Umberto - Die Welt, 29.01.2000

88 HAGER, E.D. - Komplementäre Onkologie, Forum-Verlag, Gräfelfing 1996

89 HAGER, E.D. - Gesundheitsökonomie in der Onkologie. Forschende Komplementärmedizin 2-6 (1995), 310-325

90 WRBA, H. (Hrsg.) - Kombinierte Tumortherapie, Hippokrates, Stuttgart 1995

91 GREENBERG 1995 zit aus MOSS - Fragwürdige Chemotherapie, Karl F. Haug Verlag, Heidelberg 1997

92 OERTMEIER, R., REUTER, U. - Standardisierte Hauptkomponenten der adjuvanten biologischen Krebstherapie im Rahmen eines integrativen Konzeptes. Ärztezeitschrift für Naturheilverfahren 9 (1997) 672-688

93 Thymuspräparate in der Onkologie, in: HAGER, E.D.: Komplementäre Onkologie, Forum-Verlag, Gräfelfing 1996

94 FRIEDRICHSON, U. - Thymus-Frisch-Extrakt und Mesenchym-Frisch-Extrakt in der Tumortherapie. Ref. Organomedica, Düsseldorf 8.11.1996

95 HARTLEB, M. - Tumortherapie mit niedermolekularen Milzpeptiden. Forum Immunologie 2 (1996)

96 Tumortherapie mit niedermolekularen Extrakten aus Milz und Leber, in: HAGER, E.D.: Komplementäre Onkologie. Forum-Verlag, Gräfelfing 1996

97 REUTER, U., OETTMEIER, R. - Wirkungsnachweis der zellulären Immunstimulation mit ORGANOMED-Thymus- und Organextrakten und deren Relevanz für die Kostenerstattung durch Krankenkassen.

Ref. Organomedica Düsseldorf 1997

98 OETTMEIER, R., REUTER, U. - Gezielte Immunstimulation mit Thymus- und Organextrakten bei Tumorpatienten. Erfahrungsheilkunde 10 (1998) 617-622

100 ZABEL, W. - Die interne Krebstherapie und die Ernährung der Krebskranken, Bircher Benner Verlag, Bad Homburg, 1975

101 KUHL, J. - Über die erfolgreiche Arznei und Ernährungsbehandlung gutartiger und bösartiger Geschwülste, Humate Verlag Bern, 1953

102 SMRZ, P. - Essen als Chance .....damit Messer und Gabel nicht zur Waffe werden, Holzmann Verlag, 1996

103 RECKEWEG, H.H. - Was ist biologische Medizin, Biolog. Med.Nr. 1, Baden-Baden 1972

104 MOISSEIJ, Markow - Ideen des exakten Wissens, 11/ 1970

105 SMRZ, P. - Paranormale Chirurgie auf den Philippinen, Holzmann Verlag Ulm 1981

106 JUNKER, Hermann - Pflügers Archiv für die gesamte Physiologie 219 S. 647-672, Springer Verlag Berlin 1928

107 BERTALANFFY v. L. - Modern Theories of Development, Oxford University Press, London 1933

108 POPP, F.A. - So könnte Krebs entstehen, Fischer Verlag Frankfurt 1979

109 WEIZÄCKER v., C.F. - Die Einheit der Natur, Hauser 1982

110 STEIN, W. - Der große Kultur-Fahrplan, Herbig Verlag München 1981

111 GASCHLER, A. - Die parenterale Fermenttherapie maligner Tumoren und chronischer Entzündungszustände, Eigenverlag, Pharmalabor S.M. Gaschler GmbH, Lindau 1954

112 AVERHOFF, W. - Biologische Therapieverfahren in der Onkologie, Forum Medizin Verlagsgesellschaft Stockdorf 1997

113 FRONTAL - Doping im Schweinestall, Fernsehsendung im ZDF (12.09.1995)

114 Ohne Autor - Gesundheitsrisiken durch Massentierhaltung,

Med. Trib. (13.06.95)

115 BERNER, I., SEYDEL, W. - Antibiotika: Werden die Waffen stumpf, Selecta (14.05.1995)

116 WEGMANN, S., - Vorkommen von Tetracyclin-Rückständen in Knochen von Schlachtschweinen, Rundschau für Fleischhygiene und Lebensmittelüberwachung 48 (1996)

117 MIKETTA, G. - Essen stärkt die Abwehrkraft, Focus 6/2000

118 Ohne Autor - Ostseefisch auf dem Teller, Med.Trib. (14.11.1991)

119 Yun, TK., Choi ,SY. - Int. J. Epidem 1998, 27, 359

120 addipharma GmbH - Analytisches Untersuchungslabor f. Heilpflanzen und Arzneimittel-Zubereitungen, Hamburg, GU-Buch

Holzmann Verlag Ulm

Preisliste 2000

AMALGAM die verharmloste Zeitbombe Dr. Peter Smrz 3. überarbeitete Auflage ISBN 3-930 881-06-3	36,00 DM
Essen als Chance Dr. Peter Smrz 2. überarbeitete Auflage ISBN 3-930 881-03-9	48,00 DM
Top - Fit durch Bio-Doping Dr. Peter Smrz 2. überarbeitete Auflage ISBN 3-930881-02-0	38,00 DM
Der Candida Clan ... die Pilzmafia bedroht Ihre Gesundheit Dr. Peter Smrz ISBN 3-930 881-00-4	22,00 DM
Rumba statt Rheuma ... die biologische Alternative Dr. Peter Smrz ISBN 3-930 881-05-1	28,00 DM
Die Slim-Life-Diät ... schlank für immer Dr. Peter Smrz ISBN 3-930 881-01-2	28,00 DM
Top Vital Dr. Peter Smrz ISBN 3-930 881-04-7	39,00 DM
Das Handbuch der Injektions-Akupunktur Dr. Peter Smrz 2. überarbeitete Auflage ISBN 3-930 881-05-5	48,00 DM

Neue Str. 125   89073 Ulm   Tel: 0731/21407   Fax 0731/27509

Kontaktadressen

Dr. Peter Smrz
Tel. 0731/21613
Fax 0731/27509

Dr. Peter Arenz
Tel. 0731/21613
Fax 0731/27509

Dr. Willy Blumenschein
Tel. 07248/6422
Fax 07248/932556